✓ フローチャート

眼科外来
初診・再診
マニュアル

著 山口雄大

金芳堂

はじめに

　本書を手に取っていただき、誠にありがとうございます。

　私が医学に本格的に興味を持つようになったのは、初期研修医1年目の終わりに総合内科の指導医との出会いがきっかけでした。それまでは勉強に熱が入らず、仕事をこなすのに精一杯で、何もできない自分が嫌いでした。そんな時、指導医が患者一人ひとりの問題に向き合い、医学的に論理的に考える姿勢を見て、「自分もこんな医師になりたい」と強く思うようになりました。

　また、医学教育にも熱心にとり組まれており、多くの事を教えて頂けました。
　その経験を通じて、診断学の基礎的な考え方を学び、自分なりに医療を深く学ぶ楽しさを知ることができました。

　もともと眼という臓器に興味があり、内科・外科の両面を持ち、患者のQOLに大きく貢献できる点に魅力を感じていました。総合内科医へ進む道も考えましたが、それでは指導医の二番煎じになってしまいます。そこで「総合内科的な考え方を持った眼科医」というユニークな立場を目指しつつ、医学教育にも力を入れたいという想いが強くなりました。

　医学教育というと、経験豊富な医師が行うものと思われがちですが、学ぶ側に近い立場だからこそ「どこが分かりにくいのか」を理解し、適切に伝えることができると考えています。その思いから、眼科医2年目の頃に後輩向けの勉強会を院内で立ち上げ、さらにCOVID-19の影響を受けてオンライン（LINEオープンチャット）での情報発信を始めました。現在、そのLINEグループは2000名を超える規模になり、全国の先生方と知見を共有できる場となっています。

　この活動を続ける中で、「外来診療で困ったときに、すぐに役立つ実践的な本を作りたい」と考えるようになりました。本書は、かつての自分が欲しかったことを中心に、私が外来中何を考えているかをできる限り言語化した内容になっています。

本書は4つのPARTに分かれています。

PART1：「診断学の基本的な考え方」
→ 眼科診療における診断の基礎的な思考プロセスを解説します。
PART2：「主訴ごとの診断フローチャート」
→ 患者の主訴ごとに、診断フローチャートを用いたアプローチを紹介します。
PART3：「成人の疾患解説」
→ 成人の眼疾患について、診断のポイントや治療の基本をまとめました。
PART4：「小児の疾患解説」
→ 小児に特有の眼疾患を解説し、診療における注意点を整理しました。

　辞書的に活用いただけるように「診療中に困ったとき、どこを見ればよいか」を意識しながら構成していますので、ぜひ日常診療で役立てていただければ幸いです。
　さらに、すべて通読いただくことで外来診療における私の考え方をインストールすることができるかと思いますので最後までお読みいただけると嬉しいです。

　最後に、私のLINEグループでは日々眼科専門医試験に役立つ情報を発信しています。匿名で参加可能ですので、興味のある先生はぜひご参加ください。さらに、クローズな場で眼科医同士の相談やセミナーを行う会員制ウェブサイトも運営しておりますので、あわせて活用していただければ嬉しく思います。

LINEオープンチャット
参加はこちら

眼科医限定会員制ウェブサイト
登録はこちら

2025年2月

サークル帝塚山眼科

山口 雄大

目　次

はじめに ……………………………………………………………………………… i

PART1　イントロダクション ……………………………………………… 1
外来診療のアプローチ　2
問診の進め方　11
診断学の基本　22

PART2　初診外来 ………………………………………………………… 31
01　見えづらい　32
02　眼　痛　43
03　異　物　感　54
04　そう痒感　60
05　視野異常　66
06　変視・歪視　74
07　羞　明　81
08　光視症・閃輝暗点　88
09　複　視　92
10　開瞼困難・眼瞼下垂　99
11　眼　脂　105
12　流　涙　111
13　眼精疲労　118
14　眼球突出　125
15　瞳孔不同　131
16　小児の視力不良　135
17　斜　視　146
18　頭位異常　156

PART3　継続外来 ………………………………………………………… 161
01　麦粒腫・霰粒腫　162
02　眼窩蜂窩織炎　165
03　ドライアイ　168
04　角　膜　炎　174
05　開放隅角緑内障　178
06　ぶどう膜炎　187
07　網膜裂孔・網膜剥離　192
08　網膜静脈閉塞症　195
09　糖尿病網膜症　198

| 10 | 加齢黄斑変性症 205 | |
| 11 | 中心性漿液性網脈絡膜症 211 | |

PART4　小児の継続外来 ……………………………………………………… 213

01	睫毛内反症 214
02	先天鼻涙管閉塞 216
03	白色瞳孔 218
04	色覚異常 220
05	先天眼振 224

診断学に関するおすすめ書籍一覧 ……………………………………… 227

索　引 …………………………………………………………………………… 228

あとがき ………………………………………………………………………… 234

PART 1

イントロダクション

外来診療のアプローチ ………………………………………………………………… 2

問診の進め方 ………………………………………………………………………………… 11

診断学の基本 ………………………………………………………………………………… 22

外来診療のアプローチ

はじめに

　眼科では細隙灯検査や眼底検査などで病変がひと目見てわかる疾患が多くある。だからこそ病歴聴取や診断推論についての教育が不十分なことが多いと筆者は考えている。さまざまな施設での眼科外来カルテを見ても、詳細な病歴が記載されていることは残念ながら少ない。上級医が細隙灯検査や画像検査をひと目見ただけで鮮やかに診断している姿を見て、自分も同じようにしようとしても診断がつかない、見のがしをしてしまったという経験は誰しもあるのではないだろうか。ここでは、上級医と初学者における診断に至るプロセスの違いを解説したのちに、診断力の鍛え方について述べる。

診断の思考法

症例：65歳　女性
主訴：右眼痛
2日前から右眼の充血と眼痛が出現したため来院した。

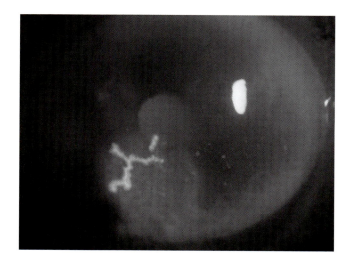

病歴と画像を見て、単純ヘルペスによる角膜上皮炎を鑑別に挙げたかと思う。このように瞬時に診断を思い浮かべることを直観的思考（システム1）と呼ぶ。この診断を想起した理由は角膜に樹枝状の病変を認めたからだろう。システム1はスピードが速く、特徴的な所見を呈する疾患はすぐに診断できる利点がある。

ここでもう一度角膜所見をよく見ていただきたい。単純ヘルペスの樹枝状病変では病変先端が拡大するターミナルバルブを認めるのが特徴で、この症例でも認めている。皆さんはターミナルバルブの存在を意識して観察できただろうか。仮にターミナルバルブを認めなかった場合には偽樹枝状病変をきたす疾患である水痘・帯状疱疹ウイルスによる角膜上皮炎やアカントアメーバ角膜炎などの可能性も考慮する必要がある。もしターミナルバルブの存在を意識できずに樹枝状病変＝ヘルペスとしか考えられていなければ誤診につながる。

このように、システム1には知識や経験値が不足していると誤診へつながるというデメリットがある。熟練者であれば樹枝状病変だけでなく偽樹枝状病変をきたす疾患やその他よく似た所見を呈する疾患を鑑別に挙げた上で、皮疹や痛みなどの随伴症状などから瞬時に診断を導いている。またこの症例では写真では見づらいが樹枝状病変の奥に角膜実質混濁もあるのでこの症例はヘルペスを繰り返していた病歴がある可能性も考慮して、問診を行う必要がある。熟練者はこのようなことを瞬時に判断した上で瞬時に判断をしているのだ。これを初学者が見よう見まねで同じように診断してはいけない。眼科は前眼部所見や眼底所見など検査結果をひと目見るだけで診断可能な疾患が多いため、特にシステム1に頼りすぎている若手医師が多いように思う。

そこで是非活用いただきたいのが分析的思考（システム2）である。システム2は病態生理や臨床疫学を網羅的に吟味して、鑑別疾患を一つ一つすべて挙げていくような思考法で、時間がかかるのがデメリットだが疾患をもれなく考えることができるメリットがある。初学者こそ時間をかけてシステム2思考で鑑別疾患を挙げて一つ一つの疾患について吟味し、診断を下すというプロセスを大切にしていただきたい。はじめのうちは煩雑で非効率だと感じるかもしれないが、できるだけ早い段階からシステム2に慣れ親しむことで、システム1の精度を上げることにつながる。特に我々の脳は怠惰なので気を抜くとシステム1に頼りがちになる特性がある。システム2は意識的に使おうと思わなければ使えないので、漠然と日々の業務をこなしていると、ある一定の時期からシステム1思考のみでパターン認識だけの診療となってしま

う。それでも一般的な疾患は診療できてしまうが、非典型な症例に出会ったときに診断がつかなかったり誤診につながってしまう。

システム1とシステム2の違いを表に示す。

	直観的思考 （システム1）	分析的思考 （システム2）
特徴	スナップショット診断	網羅的診断
メリット	迅速、効率的、芸術的	分析的、科学的
デメリット	経験値や知識が不足していると誤診につながる	時間がかかり、ときに非効率 豊富な知識が必要で負担が大きい
頻用者	初心者、熟練者	中級者

システム1を鍛えるには

　システム1を鍛えることができれば、日々の多忙な外来でも瞬時に患者の抱える問題を察知して解決できるようになる。そのためには以下の4つの要素が重要であると考えている。

① 知識
② 経験値
③ フィードバック
④ プレッシャー

① 知　識

　大前提として、診断しようとする疾患についての知識がなければ鑑別に挙げることすらできない。眼科領域だけでも膨大な疾患が存在するのですべての疾患を網羅することはできない。そのような中で学習の優先度としてはCommon, Critical, Curable な疾患を中心に学習していただければと思う。

　日常外来ではcommon な疾患に出会うことが圧倒的に多く、一見すると初めて聞いた症状を呈していたとしても、それは希少疾患ではなく、common な疾患の非典型的な症状を呈しているだけのことが多い。したがってcommon な疾患については非典型な症状まで深く学習しておくとよい。

　critical な疾患はその名の通り診断や治療の遅れが視力予後に直結してしまう疾患である。細菌性眼内炎や急性網膜壊死、淋菌性結膜炎などよくある疾患ではないが決して見逃してはいけない疾患である。

　もう1つがcurable な疾患である。疾患によっては診断できたとしても

外来診療のアプローチ

治療法が確立できていない疾患も多数ある。もちろんこのような疾患を適切に診断して予後を予測したり遺伝性などを説明するのは重要である。しかし治療可能な疾患を見落としてしまうことがより患者の不利益へとつながってしまう。

Common, Critical, Curable な疾患は鑑別疾患の 3C とも呼ばれ、鑑別疾患を挙げる際にまず考慮すべき疾患ともいわれている。

疾患に対する知識だけでなく、バイアスについても知っておく必要がある。診断学におけるバイアスとは誤った診断を導きやすい要素のことで、アンカリングバイアスやアベイラビリティバイアスなどがある。システム 1 での診断エラーは知識不足かバイアスが主な原因となる。バイアスによる診断エラーを回避するためには、どのようなバイアスが存在しているかを知っておく必要がある。自分の陥りやすいバイアスをしっかりと把握した上で、もしバイアスの影響を受けていると感じた場合にはシステム 2 を用いるのも有効である。

以下に代表的なバイアスを示す。

バイアス	内　容
Anchoring bias	初めに思いついた診断に固執してしまう。 紹介状に書かれた病名に引っ張られてしまう。
Availability bias	思い浮かびやすい鑑別に飛びついてしまう。 直前の勉強会で聞いた疾患ばかり考えてしまう。
Confirmation bias	仮説を支持する根拠を探す反面、反証には目をつぶる。 自分の診断と矛盾する所見を軽視してしまう。
Hassle bias	自分が楽に処理できるような仮説のみを考える。 診療時間終了間際の患者を軽症扱いにしてしまう。
Overconfidence bias	上級医の診断などを過剰に信頼する。

② **経験値**

システム 1 の精度を上げるには経験値が不可欠である。これまでの臨床経験から「何となく重篤な病気の気がする」と感じたとき、その直観は正しいことが多い。このような危険な疾患を察知する嗅覚は言語化することは難しいが臨床経験において培われるものである。経験豊富な医師によって得られた、ある疾患に対する直観を理由づけするアドバイスをクリニカルパールと呼ぶ。例えば「見えづらい患者には全例 RAPD を確認する！」「両眼性の急性閉塞隅角緑内障を見たら原田病を疑え！」などが挙げられる。解説すると、視力低下患者の中にはまれに視神経疾患が隠れているので、徐々に視力が低

下していて白内障を疑うような症例でも必ず RAPD を確認すべきである。実際筆者も腫瘍による視神経障害を白内障だと誤診された症例を複数経験したことがあり、初診時に RAPD を確認しておけば早期に診断できたはずである。また、原田病では水晶体の前方移動が起こるため急性閉塞隅角緑内障を引き起こす。両眼発症の急性閉塞隅角緑内障の中には一定数原田病が隠れており、この症例に対して白内障手術を行ってしまうと炎症を惹起してしまう。原田病の可能性を疑い光干渉断層計（OCT）や超音波生体顕微鏡（UBM）を行えば診断が可能である。

　このような先人の膨大な臨床経験から得られた英知がクリニカルパールである。

　ただ漠然と日々の臨床を過ごしているだけでは経験値は蓄積されない。例えば、眼脂＝結膜炎で思考停止し、毎回抗菌薬点眼、ステロイド点眼を処方しているようではそれ以上の診断をつけられず、治療が仮にうまくいったとしても何の知見も得られず、治療がうまくいかなかったときにはお手上げ状態となってしまう。そうではなく、眼脂の性状や結膜所見、その他随伴所見をみつつ、ときにはグラム染色や培養検査で原因を突き止める努力して鑑別疾患を挙げながら診療を行うと、治療がうまくいかなかったとしても自分の思考過程のどこが悪かったかを突き止めることができ、次回以降の診療に活かすことが可能である。眼脂に毎回同じ処方を行う医師と、毎回鑑別診断を挙げて診療を行う医師が同じように 1 年間外来を行ったとして、得られる経験値は天と地ほどの差となるだろう。筆者はシステム 1 とシステム 2 をきたえようとすることはゲームの経験値 2 倍アイテムのようなものだと考えている。はじめのうちにこの考え方を身につけてしまえば、日々の業務をこなすだけでも驚くほど診断力が上がっていくことを実感できると思う。

③ フィードバック

　外来診療のレベルを上げるためには診療において PDCA サイクルを回し続ける必要がある。PDCA サイクルというのはマネジメントで用いられる用語で、Plan（計画）、Do（実行）、Check（評価）、Action（改善）の頭文字をとっている。このフレームワークは、各プロセスを評価しながらP → D → C → A → P → D…といったように計画～改善の流れを繰り返し行うことで目標達成に近づくというものである。

　外来診療に当てはめると、P（診療アセスメント）→ D（治療）→ C（フィードバック）→ A（改善）と考えられ、繰り返して行っていくと診断精度が上がってくる。しかし、一般的な外来診療では P → D の流れまでは行えていても C のフィードバックをきちんと行えずに P → D → P → D となって

外来診療のアプローチ

しまいうまく成長できていない例が散見される。

　フィードバック、つまり自身の診断推論が正しかったかどうかを確認する
のが重要である。フィードバックの方法として代表的な1つは検体を採取し
て確定診断をつける方法である。例えば感染性角膜炎では経験的に抗菌薬を
選択してなんとなく治療が成功してしまうことがあるが、それでは結局自分
の推論が正しかったかを確認できない。ここで抗菌薬投与前に角膜炎所見か
ら起因菌を推定した上で、角膜擦過物をグラム染色や培養検査を行っておけ
ば自身の推論のフィードバックが得られる。

　2つ目の方法としては経験豊富な医師に意見をもらう方法である。自身が
診断に苦慮した症例や治療がうまくいかなかった症例のデータや所見を
ストックしておき、職場の上司や学会でその分野での専門の先生に聞いてみる
と、自分では思いもよらなかった診断が得られたり、自分では気づけなかっ
た異常所見に気づくことができる。ここで重要なのは自身の困った症例をス
トックしておく点である。思いもよらないタイミングで経験豊富な医師と話
せる機会が得られることもあるので、その際にすぐに提示できるようにして
おくことで相談が可能となる。

　フィードバックが得られて自身の診断仮説が誤っていたことがわかった場
合には、診断エラーが知識不足による問題か、バイアスによる問題であった
か、バイアスが原因であった場合は上記のうちのどのバイアスが原因となっ
たかまでを確認する。そして自身が診断エラーを起こすのは何が原因である
ことが多いかを把握しておくことが重要である。

④ プレッシャー

　これまで述べた知識、経験、フィードバックがすべてそろったとしても十
分ではない。机上での学習だけでなく、現場での緊張感あるプレッシャーを
感じなければ実力は身につかない。例えば、当直中に救急依頼があったとき
に、患者到着まで必死に教科書で主訴について調べた経験は誰しもあると思
う。その際の知識や経験というのは身体に刻み込まれているのではないだろ
うか。このように緊張感を持った実践現場で学んだものは自由に扱える生き
た知恵となる。

　私はよく後輩に「できるだけ若いうちに胃がキリキリする経験をすべき」
だと伝えている。例えば初めての白内障執刀前夜は緊張で胃がキリキリした
と思う。しかし数百件の執刀を行った後では通常の白内障執刀前夜は緊張感
は薄れていたのではないだろうか。これはゲームでいうところの自身のレベ
ルが上がったということだと私は考えている。初執刀前の自身のレベルが1
で白内障手術のレベルが10だと仮定すると、自身のレベルを超えることを行
うので胃がキリキリする。しかし複数件の手術を行った後に自身のレベルが

20 になればレベル 10 の手術前の緊張感は薄れるというわけだ。自身のレベルが 20 になっても、チン小帯脆弱散瞳不良の症例はレベル 30 や 40 のため術前は緊張するが、そのような難症例を経験していくことでさまざまなトラブルにも対処できるようになると自身のレベルはさらに上昇し、緊張感はましになっていく。レベルの数値はあくまで例えであるが、このように自身のレベルを超える状況に身をおくことでレベルが上がり、さまざまな問題解決能力が備わっていく。

レベルを上げるのは年々難しくなっていく。専門医取得後の先生は、普段の臨床業務で胃がキリキリする経験というのは減ってきているのではないだろうか。これまで身につけた知識や経験である程度のことには対応できてしまう。しかしこれでは自身のレベルは上がらない。ゲームでもレベルがあがってくると、序盤に出現する敵を倒しても経験値がわずかなのでレベルがあがりにくくなり、より強い敵を倒す必要があるのと同じである。常に自身の胃がキリキリする状況を求め続けることでレベルがあがり、さまざまな状況に対応できるようになっていくのである。

システム 2 を鍛えるには

システム 2 は前述の通り網羅的に診断を考慮することができるので、初学者は積極的に使用していただきたい考え方である。ある程度診療に慣れてきた場合にはシステム 1 で診断が想起できなかった場合や、システム 1 での診断が誤っており治療がうまくいかない場合などに用いると有効である。特にシステム 1 で診断を思いつかなかったときに思考停止してしまっている若手医師をしばしば見かけるので、ここでシステム 2 を学んで診断能力を向上させていただきたい。

システム 2 の思考法としては解剖学的アプローチによる方法、フローチャートによる方法、診断クライテリアによる方法、ベイズの定理（検査前確率と尤度比を用いて検査後確率を推定する方法）などが存在する。しかし眼科領域では診断クライテリアや検査感度や特異度についてのデータが不足しているため、ここでは解剖学的アプローチとフローチャートによるアプローチについて解説する。これらのアプローチはどちらが優れているというものではなく、両者ともに使いこなすことで診断に途方に暮れた時の助けとなるはずである。

① **解剖学的アプローチによる方法**

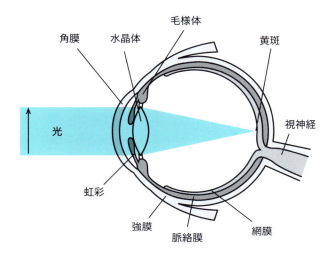

 例えば視力低下を訴える患者について考える。視覚からの情報は角膜から眼内に入り網膜へ届いた後に視神経を通じて脳へ至ることで認識することが可能である。視力低下がある場合にはこれらの経路のいずれかに異常があるはずなので、以下のように1つずつ考えていくとよい。

- 眼瞼：眼瞼下垂など遮閉を引き起こす疾患
- 角膜：角膜混濁もしくは上皮障害、不正乱視を引き起こす疾患
- 前房：前房内炎症や出血
- 水晶体：白内障
- 硝子体：硝子体混濁・出血
- 網膜：網膜・黄斑疾患
- 視神経：視神経疾患
- 脳：視路や後頭葉障害を引き起こす疾患
- その他：心因性、詐病

 このようにある異常所見に対して、解剖学的に異常が起こり得る箇所を1つずつ想起することでもれなく鑑別疾患を挙げることができる。

 解剖学的アプローチは主訴だけでなく所見に対しても応用可能である。黄斑浮腫を例に考えてみる。黄斑浮腫は囊胞様黄斑浮腫、漿液性網膜剥離、網膜色素上皮剥離などに分けることが可能である。これは網膜のどの層に水分が貯留しているかによって分類できる。そしてどの層に異常所見があるか

を見極めることができれば、その部位の血管に異常をきたす疾患を1つずつ考えていけば良い。黄斑浮腫がどの層にあるかまで考えずになんとなく抗VEGF薬の硝子体内注射を行っているようではいつまでたっても正しい診断をつけることができない。解剖学的に考える習慣があれば非典型的な経過をたどった場合に病態を考え直すことが可能である。

筆者が相談を受けた近視性脈絡膜新生血管（mCNV）の症例を紹介する。初診時のOCTでは脈絡膜新生血管を伴う漿液性網膜剥離を認め、mCNVとして抗VEGF薬の投与が行われた。その後も何度か漿液性網膜剥離をくりかえし、その都度抗VEGF薬の投与を行っていたがあるときから黄斑浮腫が改善しなくなった。その時点で筆者は相談を受け、OCTを見ると漿液性網膜剥離よりも嚢胞様黄斑浮腫（CME）が主体となっていた。初診時の所見はmCNVで間違いないが、現在はCMEが主体となっているので初診時とは違う病態となっている可能性を指摘し、眼底造影検査を行ったところ後部ぶどう膜炎を発症していたことが判明した。原因精査を行ったものの原因不明であったがステロイドのテノン嚢下注射を行ったところCMEは著明に改善した。この症例では解剖学的アプローチの重要性を再認識するとともに、初診時の診断というアンカリングバイアスが診断の妨げとなっていたことを実感した。アンカリングバイアスは特に強力なバイアスであるので、診断に苦慮した場合にはぜひフラットな気持ちでシステム2思考を働かせていただければと思う。

② フローチャートアプローチによる方法

フローチャートアプローチの特徴は診断アクションに沿って進んでいけば診断にたどりつくことができる点である。診断プロセスを簡潔にすることで誰が行っても同じ手順で診断を進められるという利点がある。デメリットとしてはフローチャートに欠陥がある場合には誤った診断にたどりついたり、重要な鑑別疾患がもれてしまったりする点である。また、予期せぬ交絡因子や検査結果が不明瞭な場合にどのように鑑別を進めていいか途方に暮れてしまう場合もある。

本書ではこのフローチャートアプローチを用いて主訴から診断が可能なようにした。筆者の現在における外来での診断プロセスを可能な限りフローチャートにして誰でも利用可能な形をめざしたが、筆者自身の診断能力も発展途上であるので、ぜひこのフローチャートをもとに読者の先生方には自分なりに改良していっていただければ幸いである。

問診の進め方

はじめに

　前述の通り、眼科診療において問診の重要性が過小評価されているように感じる。内科診療においては7割は問診のみでおおまかな診断が可能ともいわれており、眼科診療にもそのエッセンスを取り入れていくことが重要だと筆者は考えている。ただし、これはうまく病歴聴取を行えていることが前提である。ここでは基本的な問診のコツについて述べる。

症例：70歳　男性
主訴：右視力低下
現病歴：来院当日朝から右眼の視力低下を自覚、改善しないため来院した。

　例えば上記のような現病歴では診断をつけるのは不可能である。しかしこの程度の情報量しか記載されていないカルテを皆様もよく目にするのではないだろうか。もちろん多忙な外来においてすべての症例に細やかな病歴聴取とカルテ記載を行うのは不可能であるが、はじめのうちは可能な限りすべての症例に対して詳細な病歴聴取とカルテ記載を心がけることで、システム1で即時に診断を行う症例とシステム2でしっかりと考える必要がある疾患を見分けることが可能となり、ていねいかつ効率の良い外来診療を行えるようになる。

症例：70歳　男性
主訴：右視力低下
現病歴：来院当日起床時に右眼が見えないことを自覚した。視力低下を自覚するが、特に下方視野が見づらいために階段を降りる際にこわさを感じた。見え方は起床時から来院時まで変化はない。眼球運動時痛は認めない。
既往歴：高血圧、糖尿病
生活歴：喫煙1日20本を50年

　次に上記のような現病歴ではどのような疾患を想起するだろうか。これは非動脈炎性前部虚血性視神経症（NAION）の可能性が高いと考えられる。

根拠としては、夜間就寝中は1日のうちで最も血圧が低くなるために虚血が起こりやすいということ、視野障害が下方優位に見られることから水平半盲が示唆されること（NAIONでは下方の水平半盲が多い）、症状は増悪寛解していないこと、視神経炎を示唆するような眼球運動時痛を認めないこと、動脈硬化に影響する既往歴や喫煙歴があることなどが挙げられる。

これはあくまで典型的な病歴を紹介したが、このように細かな病歴聴取ができると診断の難易度が大きく変わるため、ぜひ以下に示す問診のコツをお読みいただければ幸いである。

問診の流れ

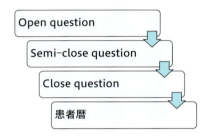

筆者の問診の流れを示す。学生時代にOSCE(Objective Structured Clinical Examination)でも学んだと思うが、まずopen questionで自由に症状についてお話しいただき、semi-close questionで深堀りしつつ、最終的にYes/Noで答えられるclose questionを行う。また既往歴や生活歴等の患者歴を確認する。

問診の役割は診断に必要な情報を収集するだけではなく、患者との良好な信頼関係を築く目的も存在する。自身が必要な情報だけを聞いて即診断をつけて医学的に正しい判断を下せたとしても、患者との信頼関係を築くことができなければさまざまなトラブルにつながる場合がある。場合によっては尋問のような問診となっている場合もあるので注意が必要である。特に初学者の問診は情報収集に重きを置かれているのに対して、熟練者の問診は医師患者間の信頼関係構築に重きを置かれている傾向にある。

Open question のコツ

　Open question とは自由に回答できる質問である。問診においては「今日はどうされましたか？」という質問が一般的であるがこのまま聞いてはいけない。実臨床においては事前に問診票を記載いただいていたり、予約の際に主訴をお伝え頂いている場合もあるので「○○と伺いましたが、詳しく教えていただいてもよろしいですか？」などの質問が望ましい。

　Open question のコツは何よりも黙って話を聞くことである。臨床に慣れれば慣れるほど、症状からある程度の診断が想起できるので必要な情報だけを聞こうと話をさえぎってしまいがちである。しかし、前述の通り信頼関係構築の役割もあることを忘れないようにする。また、open question を聞いている際は患者にとって医師と初対面の状況であり、第一印象は信頼関係構築に非常に重要である。筆者は可能な限りパソコンへの入力は控えて、体を患者側へ向けた状態で傾聴の姿勢を示すようにしている。患者によっては会話の内容が整理されていない場合もあるが、傾聴しながら病歴を頭の中で整理し、患者が話し終わってから入力するようにするとよい。

　Open question の最後に患者の解釈モデルを確認しておくのもおすすめである。解釈モデルというのは患者が自身の疾患に対してどのように考えているか、検査や治療にどのような希望があるかといったものである。具体的には「何かご自身で原因に思いあたるものはありますか？」、「その症状に関して心配されていることはありますか？」などと質問する。眼痛を主訴に来院した患者に解釈モデルを尋ねることで「実はコンタクトをつけたまま寝てしまって…」と新たな情報が得られたり、視力低下を主訴に来院した患者に解釈モデルを尋ねることで「知り合いが見えづらくなって眼科にいくと緑内障といわれたと聞いて自分も心配で来ました。」と患者の真の来院理由を知ることができることもある。検査治療を進めていく中で患者の希望を早い段階で知っておくことで、患者のニーズとずれた診療を行ってしまうリスクを減らすことにもつながる。

Semi-close question のコツ

　Semi-close question では Open question で聴取した患者の病歴を深掘りしていく。ここでは痛みの問診で用いられる OPQRSTAAA フレーム

ワークが有用である。このフレームワークは痛み以外でも視力障害や複視などさまざまな症状に対しても適応可能であるので是非活用いただければ幸いである。本項では代表的な症状に関する具体的な聴き方や問診時の注意点について記載したが、例に挙げていない症状に関してもこのフレームワークを一部だけでも利用可能なことが多いので意識していただければと思う。問診時に何を聴けば良いかわからなくなってしまうことがしばしばあるのでこのようなフレームワークを覚えておくことで漏れなく必要な情報を聴取することができる。

Pain's OPQRSTAAA

Onset	発症様式
Place	異常部位
Quality	性質
Radiation	放散痛
Severity	重症度
Time course	時間的経過
Alleviating factor	寛解因子
Aggravating factor	増悪因子
Associated symptom	随伴症状

Onset：発症様式

聴き方：「いつから症状がありますか」、「症状が出たとき何をしていましたか」

発症様式においては急性発症（acute onset）と突然発症（sudden onset）を明瞭に区別する必要がある。「突然視力が下がった」といわれてもよく聞くと acute onset の場合もあるので詳細な問診を行うべきである。そこで「症状が出たとき何をしていましたか」という質問が役に立つ。sudden onset の場合には症状が出現した瞬間のことを覚えていることが多い。例えばテレビを見ていて CM に切り替わった瞬間や、料理をしていて冷蔵庫の扉を開けた瞬間などと明確に答えられた場合には sudden onset を疑う。sudden onset の疾患は主に破れる、裂ける、詰まるといった疾患に分けられる。ただ就寝中に発症することもあり、明確な onset が不明瞭な場合もあるので注意が必要である。

破れる：網膜細動脈破裂、硝子体出血、脳出血など

裂ける：内頸動脈解離、網膜裂孔など

詰まる：網膜動脈閉塞症、非動脈炎性虚血性視神経症など

Place：異常部位

聴き方：「眼の表面、奥、頭などどのあたりに痛みがありますか」「複視が出るのはどの方向を見たときが一番多いですか」「見えづらいのは中心、上下左右どのあたりですか」

痛みの場合は眼瞼皮膚の痛みなのか、角膜表面なのか、眼の奥の痛みなのか、頭痛なのかなどを詳細に確認する。open questionで痛みの部位を話していたとしても、改めて部位を確認すると認識が違っていたり、複数部位にまたがる痛みを自覚していたりすることがある。また、痛み以外の症状でも部位確認は重要で、複視がある場合にはどの方向を見たときに複視が増悪するかを確認する。どの方向か聞いても答えられない場合には具体的に複視が出現するシチュエーションを尋ねることで複視が出現する方向を推測することが可能である。滑車神経麻痺などの内下方視の障害では道路の中央分離帯が分かれて見えるという症状が特徴的である。

見えづらさの自覚がある場合には具体的に見ようとしている中央が見づらいのか、上方や下方なのかなどを尋ねることで視力障害や視野障害の存在を推測することが可能である。例えば虚血性視神経症に伴う下方の水平半盲であれば階段で降りる際に足元が見づらいなどの症状も訴える場合がある。

Quality：性質

聴き方：「どのような痛みですか」、「具体的にどのような見えづらさですか」、「どのような眼脂が出ましたか」

痛みは特に鋭い痛みと鈍い痛みに分けられる。しかし、痛みの表現については患者によってさまざまであるのであえて医学用語に変換せずに患者の言葉のままカルテに記載するとよい。

見えづらさの場合には視力低下なのか、複視なのか、視野障害なのかなどを想定しながら問診を行う。

眼脂の場合は診察時には観察できない場合もあるので色調や粘性など詳しい性状を確認する。

Radiation：放散痛

眼科の問診においては特に用いることは少ない。

Severity：重症度

聴き方：「症状の程度はどのくらいですか」

特に痛みは重症度を定量することができないので問診での確認が重要となる。よく用いられる評価方法としてはNRS（Numerical Rating Scale）があり、痛みがない状態を0、想像できる最大の痛みを10としたときの重症度を問う方法である。また、夜間就寝時に痛みで起きたというエピソードがあった場合には強膜炎や急性前部ぶどう膜炎などの強い眼痛を引き起こす疾患の可能性を考える。

痛み以外の症状でも例えば複視の場合はなんとなくぼやけるだけなのか、片眼をふさがざるを得ないレベルなのかなどの重症度を確認する。

Time course：時間的経過

聴き方：「病院へ来るまでの間、症状は悪くなったり良くなったりはしていませんか」

問診においてこのtime courseが最も重要である。症状は不変なのか、増悪傾向なのか、増悪寛解を繰り返しているのかなどを確認する。可能であれば以下のようなグラフを描けるように意識して問診を進めると良い。

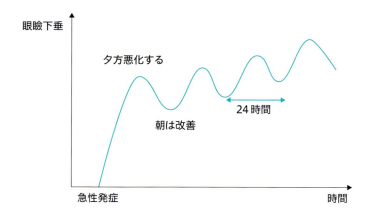

眼瞼下垂を例に挙げる。発症形式はsuddenかacuteかを意識して記載し、この症例ではacute onsetで発症しており、増悪寛解を繰り返しながらゆるやかに増悪傾向となっている。日内変動があり、夕方にかけて眼瞼下垂が増悪していることから重症筋無力症を考える。

Time courseのグラフを描くことができれば一気に診断に近づくことができる。他にも、例えば典型視神経炎の患者であればacute onsetで数日

かけて視力障害がピークとなり、その後は徐々に改善傾向となるのに対して、虚血性視神経症の患者であればsudden onsetで発症とともに視力障害がピークとなりその後の改善はわずかか横ばいの経過となり、視神経を圧迫するような腫瘍であればchronic〜subacuteの経過をたどり、徐々に視力障害は進行する。視力低下の患者でRAPDが陽性であるという情報だけではこれらの鑑別は困難であるが、time courseが分かればより高い精度で診断を推定することが可能となる。

Alleviating factor：寛解因子

聴き方：「症状が改善するのはどのようなときですか」

症状は改善することはあるのか、あるのであれば改善するきっかけは何かを確認する。例えば重症筋無力症に伴う複視は起床時に改善するのに対して、甲状腺眼症に伴う複視は眼球運動を繰り返すにつれて改善するという真逆の所見を呈する。またface turnやhead tiltなどの異常頭位をとることで無意識に複視を代償して症状を改善させている場合もある。

Aggravating factor：増悪因子

聴き方：「症状が増悪するのはどのようなときですか」

症状が増悪することはあるのか、あるのであれば増悪のきっかけは何かを確認する。例えばドライアイや眼精疲労であればVDT（Visual Display Terminals）作業で増悪する。複視であればplaceとかぶるが、どの方向を見たときに症状が悪化するか、具体的に日常生活で何がしづらいかなどの情報が役に立つ。

Associated symptom：随伴症状

聴き方：「他に何か症状はありましたか」

随伴症状と主訴を組み合わせることで、診断に一気に近づくことが可能である。例えば主訴が見えづらさだった場合に、それだけで診断に近づくことは難しい。このような診断への特異度の低い症状のことを"low yield"と呼ぶ。それに対してコンタクトレンズがずれやすいという症状は巨大乳頭結膜炎への特異度が高い症状で、このような症状を"high yield"と呼ぶ。low yieldな症状や所見であっても、複数の症状の組み合わせによってhigh yieldな症状にすることが可能である。low yieldの例で挙げた見えづらさという症状は眼球運動時痛が組み合わさると視神経炎の可能性が高ま

り、眼球運動障害を伴う場合には眼窩先端部の異常を強く疑うことが可能である。このように low yield な主訴に対して、随伴症状や所見を組み合わせることでいかに high yield な情報を手に入れ、診断に近づいていくアプローチが重要である。有益な随伴症状を得るためには漠然と聞くだけでなく、後述の close question である程度疾患を狙い撃ちした問診も必要な場合があるのでそちらも参考にしていただければ幸いである。

Close questionのコツ

close question とは、Yes/No で答えられる質問のことである。これまで聞いてきた open question, semi-close question の内容をもとに頭の中で鑑別を考え、それに必要な情報をピンポイントで聴取していくプロセスである。つまり、この時点である程度の鑑別が挙がっていなければ適切な close question を行うことができない。close question の例を示す。

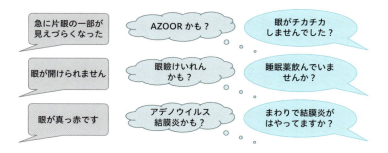

これまでの問診でこのような情報が得られていればよいが、患者によってはピンポイントで聴取することではじめて話していただける場合がある。

また、患者の話が長く、要点がつかめない場合にも close question が有効である。前述の通り open question においては話をさえぎらずに聴くことが重要ではあるものの、時間が限られた外来で要領を得ない話を聞き続けることは現実的に難しい。その場合には、一度患者の話をこちらで要約し、まちがいがないことを確認した上で、より深掘りしたい内容について close question を中心に聴取することで問診をスムーズに進められる。ここでは患者自身にこちらの要約がまちがっていないことを確認するプロセスが重要である。こうすることで医師側が患者の症状を勝手に解釈してしまい、真のプロブレムに気づけないという事態を防ぐことができる。

患者歴聴取のコツ

　患者歴では既往歴、アレルギー歴、薬剤歴、産科歴、家族歴、社会歴などを確認する。これらすべての項目を初診外来で聴取する時間をとるのは難しいと思うので、基本的な項目は事前に問診票などを用いて記載しておいていただけるとスムーズに診療を進めることができる。しかし、事前の問診票には記載していなかった事実が問診で判明することがあるので、問診で鑑別を絞り込んだ上で重要だと思う情報は必ず再確認するべきである。また、性交渉歴など質問しづらい項目についても事前の問診には入れずに性感染症を疑う患者に対して直接確認する必要がある。

既往歴
　聴き方：「他に通院している病院はありますか」「これまで入院や手術をしたことはありますか」

　既往歴というと「何か病気をしたことはありますか」と尋ねることが多いが、それでは答えてもらえないことが多い。既往歴はなしと書いていても高血圧や糖尿病で通院中ということはしばしばある。他に通院している病院があるかや入院歴を尋ねることで正しく既往歴を聴取することができる。高血圧や糖尿病は血管系リスクでありさまざまな眼疾患のリスクにもなり、糖尿病がある場合には定期的な眼底検査が必要にもなるので個別で尋ねても良い。また、喘息はβブロッカー点眼使用の際には必ず尋ねておく必要がある。

アレルギー歴
　聴き方：「食べ物やお薬でアレルギーが出たことはありますか」

　アレルギーは薬剤によるものと食物によるものに分けられる。特に薬剤アレルギー歴は重要であるが、患者や家族が「アレルギーがある」といったとき医学的にアレルギーがあると確定できないことに注意が必要である。例えば抗菌薬を内服して下痢になった場合に、アレルギー反応で下痢が起こることがあるが、抗菌薬の作用により腸内細菌のバランスが崩れて下痢を起こすこともある。

薬剤歴
　聴き方：「現在飲まれているおくすりはありますか」

薬剤歴に関しては問診だけでなくお薬手帳を確認するのが有用である。しかし、お薬手帳へ記載されていない薬剤があったり、サプリメントや漢方、OTC医薬品などを飲まれている可能性もあるので細かく聴取する。

産科歴

聴き方：「妊娠や授乳をされていますか」

検査や使用薬剤の選択に影響するので特に妊娠については注意する。妊娠の可能性がないといわれても妊娠している可能性があるため、場合によっては最終月経を尋ねる必要がある。ピルの内服について薬剤歴では教えてくれないときもあるので、ここで確認しておく。

家族歴

聴き方：「血のつながったご家族の方で眼に関する病気をされた人はいますか」

常染色体顕性遺伝の疾患では両親に同様の疾患を認める可能性が高く、X染色体潜性遺伝形式のコロイデレミアや眼白子症などでは保因者の母親の眼底にも異常を認めることが多い。先天色覚異常は男児の2％と高い頻度で出会う疾患であり、X染色体潜性遺伝形式をとるため母親が保因者の可能性が高いことや男児の兄弟に発症する可能性が高いこと、今後の遺伝可能性などについても説明する必要がある。

社会歴

社会歴で聴くべきことは多いため以下のように6Sで覚えておくとよい。
① Sake（酒）
② Smoke（喫煙）
③ Shigoto（仕事）
④ Sick contact（感染暴露）
⑤ Saisyu kenshin（最終検診）
⑥ SCL（コンタクト使用歴）

① Sake（酒）
1日あたり何をどれくらい飲むかを確認する。飲酒量は少量であれば心血管系リスクを減らすが、飲酒量が増加すると心血管系リスクも上昇する。

② Smoke（喫煙）

1日何本を何年間吸ったかを確認する。喫煙はさまざまな疾患のリスクとなり、眼科領域では特に加齢黄斑変性症や甲状腺眼症の増悪因子となっている。

③ Shigoto（仕事）

職業を確認する。職業によっては用いられる薬剤や塗料などによって神経障害を起こすことがあったり、電気性眼炎や角膜異物を引き起こしやすい仕事も存在する。

④ Sick contact（感染暴露）

感染性疾患を疑う場合には、sick contactの確認を行う。

⑤ Saisyu kenshin（最終検診）

検診などで過去に検査をしたことがあるか、視力検査は最終どの程度だったかを確認する。例えば小児の視力障害で、昨年の検診で矯正視力の障害がなければ弱視の可能性は考えづらく器質的な疾患もしくは心因性が考えられる。

『Memo』
　筆者は過去に片眼性の弱視の小児で小学校高学年まで検診で異常なしであった症例を経験したことがある。詳細に確認すると、病院へ行けといわれるのが嫌で患眼の検査時にも遮眼器の隙間から健眼で確認して答えていたということであった。検診でひっかかったことがなかったとしても検査の信頼性がとぼしいこともあるので、常にさまざまな疾患の可能性を考えた診察が必要であると学んだ一例であった。

⑥ SCL（コンタクト使用歴）

通常内科の問診では上記までの5Sが用いられることが多いが、眼科においてはコンタクト使用歴が重要な要素のため追加で確認すべきである。近視症例では確認することが多いと思うが、正視であったとしても度数の入っていないカラーコンタクトをファッション的に使用している場合もあるのでレフ値や年齢に関わらず聴くようにする。

　コンタクト使用の有無だけでなく、ソフトなのかハードなのか、1dayか2weekか、メーカーや酸素透過性について、洗浄方法はどうかなど深く尋ねる。

診断学の基本

診断仮説

症例：60歳　女性
主訴：両視力低下
現病歴：1週間前から両眼がなんとなくぼやけて見えるようになってきた。

この時点でサルコイドーシスと診断できるだろうか？
　これだけの情報では100％サルコイドーシスと診断することはできず、完全にサルコイドーシスを除外することもできない。
　この症例においてサルコイドーシスの可能性が高いか低いかを吟味していく学問が診断学で、つまるところ確率論である。

　上記情報に追加して細隙灯検査所見で両眼性の肉芽腫性の角膜後面沈着物を認め、眼底には雪玉状混濁があり、胸部レントゲンで肺門部リンパ節腫脹を認めた。

　これだけの情報がそろうとサルコイドーシスの可能性はどのように変化しただろうか。確定診断することはできないがサルコイドーシスの可能性は高まったように感じたと思う。
　このように診断学では検査所見に応じてある疾患の確率を高めたり、低く変化させることで診断に近づいていくアプローチを繰り返していく。
　この診断アプローチを行う際に臨床医の頭の中で起きていることを図に示す。

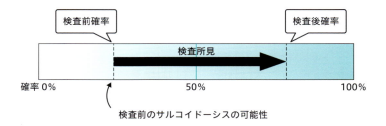

はじめの病歴を聞いた時点ではサルコイドーシスの可能性は低いと考えたと思う。このように、主観的にある疾患の可能性がどれくらいあるか考えた確率を検査前確率と呼ぶ。そして細隙灯検査や眼底検査、胸部レントゲン検査を行うことでサルコイドーシスの可能性は一気に高まった。この検査後に変化した後の確率を検査後確率と呼ぶ。検査には検査前確率を①高いほうへ動かす、②低いほうへ動かす、③どちらへも動かさない、のいずれかの特性がある。また、どのくらいの量動かせるかは検査ごとに異なる。このサルコイドーシスの例で考えると、視力低下があるだけでは検査前確率をどちらにも動かすことはできず、肉芽腫性ぶどう膜炎を示唆する所見では確率を高いほうへ動かすことができる。逆に後眼部や前眼部に炎症所見を認めない場合には事前確率は低いほうへ動く。サルコイド結節などの生検により組織診断がついた場合には最も大きく確率を高めることができる。

検査を行うときはなんとなくオーダーするのではなく、各検査の特性を理解した上で検査結果を予想し、検査後確率がどのように動くかを考える必要がある。さらに、検査前にある程度検査結果を予測することは異常値を見逃さずにすむことにもつながる。例えば片眼性の眼球内転障害があり、輻輳が可能であった場合には MLF 症候群などの核上性障害を考える。MLF 症候群であれば脳幹部の微小な脳梗塞がある可能性を念頭におきながら MRI 検査を行うことで小さな脳梗塞を見のがさずに発見できる。ここまでの所見をとらずになんとなく複視があるから MRI を撮っておこうと検査するのでは画像所見として脳幹梗塞が描出されてしたとしても見のがしてしまうことにつながる。

検査前確率の推定

検査前確率の推定のためには有病率の知識と、鑑別をしぼりやすい症状や所見を知っておくことが重要である。

ぶどう膜炎の例で考えると、サルコイドーシスは我が国のぶどう膜炎で最多の原因で、全体の 10.6％ を占める。この知識があれば、患者にぶどう膜炎を認めた場合にはサルコイドーシスの可能性が最も高いと考えることができる。

鑑別をしぼりやすい症状については、随伴症状の項（17 ページ）で述べた通り high yield な症状を拾い上げるのが重要である。症状単体では low yield だったとしても、複数の症状を組み合わせることで high yield となるという考え方が診察所見でも当てはめることができる。例えばぶどう膜炎で前房内炎症があるだけであれば low yield であるが、両眼性で豚脂様角

膜後面沈着物や周辺虹彩前癒着（PAS）を組み合わせることでサルコイドーシスの可能性が高まる high yield な所見と考えられる。

　検査前確率は具体的に○％まで厳密に考えなくてもよく、確率が高い・50％くらい・低いの3段階程度で推定できれば十分である。初学者のうちは誤った推定をしてしまうことがあるが、症例を経験していく中で修正していけば推定精度を高めていくことが可能である。

検査における感度・特異度の考え方

　性能の良い検査とはどのような検査だろうか。これまでの話を考えると、検査前確率を高いほうまたは低いほうへ大きく動かすことのできる検査が良い検査だといえる。具体的な数値まではわからずとも、自身がオーダーする検査の結果により検査前確率がどの程度変化するかをイメージできるようになるのが理想である。

　検査前確率をどの程度変化させられるかは検査の感度と特異度によって決まる（厳密には尤度比を考えるべきであるが、いきなり難解な用語が増えると読むのをやめたくなると考え、ここでは簡略化して感度特異度の解説にとどめる。詳しく勉強したい場合には巻末に紹介する診断学に関する書籍を一読することをおすすめする）。

	疾病あり	疾病なし	
陽性	A：真陽性	B：偽陽性	陽性的中率：A/A＋B
陰性	C：偽陰性	D：真陰性	陰性的中率：D/C＋D
	感度 A/A＋C	特異度 D/B＋D	

　感度：ある疾患を持っている人の中で、検査結果が陽性と出る人の確率。
　特異度：ある疾患を持っていない人の中で、検査結果が陰性と出る人の確率。

① 感度の高い検査
　感度の高い検査はいい換えると偽陰性の少ない検査と考えられる。感度が高い検査は、検査結果が陰性であったときに検査後確率を大きく下げることができる検査であり、除外診断に適する。

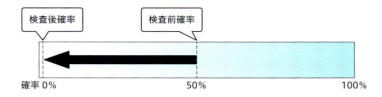

具体例として全身性エリテマトーデス（SLE）に対する抗核抗体について考える。

この検査は感度99%、特異度80%である。

例えばSLE患者を100人、そうでない人を100人集めて全例に対して検査を行った場合は下表のようになる。

	SLE（＋）	SLE（－）
抗核抗体（＋）	99	20
抗核抗体（－）	1	80
計	100	100

SLEを持っていて抗核抗体陰性の人は1%しかいないのに対して、抗核抗体陽性なのにSLEを持たない人は20%いることになる。

抗核抗体陽性であったとしても20%の偽陽性も含んでしまうので検査が陽性であったとしても、検査後確率を高いほうへ動かす力は小さい。一方で抗核抗体陰性であった場合は偽陰性は1%しかないので検査後確率を低いほうへ動かす力は大きくなる。

② 特異度の高い検査

特異度の高い検査はいい換えると偽陽性の少ない検査と考えられる。特異度が高い検査は、検査結果が陽性であったときに検査後確率を大きく上昇させることができる検査であり、確定診断に適する。

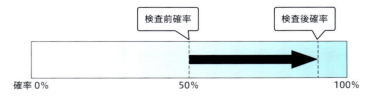

具体例としてアデノウイルス結膜炎に対する迅速検査について考える。
この検査はキットによって差はあるもののおよそ感度70%、特異度100%

である。

　例えばアデノウイルス結膜炎患者を 100 人、そうでない人を 100 人集めて全例に対して検査を行った場合は下表のようになる。

	アデノウイルス結膜炎（＋）	アデノウイルス結膜炎（－）
迅速検査（＋）	70	0
迅速検査（-）	30	100
計	100	100

　アデノウイルス結膜炎を持っていて迅速検査陰性の人は 30 ％もいるのに対して、迅速検査陽性なのにアデノウイルス結膜炎を持たない人はいない。
　迅速検査陽性であれば偽陽性はないため検査後確率を高いほうへ動かす力は非常に大きい。一方で迅速検査陰性であったとしても偽陰性は 30 ％もあるので検査後確率を低いほうへ動かす力は小さい。

　これらの覚え方として SpPin, SnNout というものがある。

Specificity Positive rule in
特異度が高い検査が陽性なら確定診断に優れる。
Sensitivity Negative rule out
感度が高い検査が陰性なら除外診断に優れる。

　このように検査を行う際には、その検査が除外診断に優れる検査なのか、確定診断に優れる検査なのかを把握した上で行うべきである。

検査結果の組合せ

　検査において前述の感度と特異度は非常に重要である。しかしそれがすべてではない。特異度が高くない検査結果であったとしても複数の結果を組み合わせることで確定診断に近づくことができる。この考え方は問診における症状を組み合わせることで high yield な症状にする（17 ページ）ことと同様である。

　例えばぶどう膜炎診療においては各病院でぶどう膜炎採血セットが組まれていると思う。その中で可溶性インターロイキン 2 レセプター抗体が含まれ

ると思うが、この検査は特異度が高いわけではないので可溶性インターロイキン2レセプター抗体陽性＝サルコイドーシスとはいえない。

それではこの検査は意味がないのかというとそうではない。可溶性インターロイキン2レセプター抗体陽性だけでなくACE高値や肺門部リンパ節腫脹などの所見と組み合わせることでサルコイドーシスの可能性が上昇する。

ここで気をつけるべきなのは組合せによって特異度が上昇したと思ったとしても実は特異度は高くないパターンも存在する。例えば発熱＋CRP上昇＋リウマチ因子陽性を組み合わせて関節リウマチの検査後確率が上昇したと考えたとする。しかし関節リウマチだけでなく感染性心内膜炎の可能性も存在する（リウマチ因子は感染性心内膜炎の臨床的基準の小基準に含まれている）。これは勉強だけでなくトライアンドエラーで学んでいく必要がある。

何も考えずに施設のぶどう膜炎採血セットをオーダーして、何かの異常所見が出ればそれに対して治療を行っている場合が散見されるが、これでは診断エラーが起こり得るし自身も成長できない。抗HTLV-1抗体が陽性のぶどう膜炎＝HTLV-1関連ぶどう膜炎ではない。この疾患はあくまで除外診断すべきである。検査結果の組合せと疾患との対応は一朝一夕に身につくものではないが、まずは、自分の施設のセットにどの項目が含まれているのかを把握することから始めていただければと思う。そして各項目においてどの疾患を想定しているか、各疾患でどのような結果になるかということを一つずつ学んでいけば自然と組合せも分かってくるはずである。

ちなみに余談であるが検査値は陽性陰性だけでなく絶対値も参考となる場合がある。今回話題に出した可溶性インターロイキン2レセプター抗体は正常範囲から3,000くらいまでの上昇であればさまざまな全身性の炎症疾患で認めることがあるが、5,000〜10,000のような高値になるのは悪性リンパ腫以外では考えにくい。

治療閾値

これまで検査前確率を推定し、検査の感度特異度によって検査後確率を上下させることができることを学んできた。しかし、いくら検査を追加したとしても検査後確率を100％にすることは非常に難しい。100％診断できてから治療を始めようと考えるといつまでたっても治療が開始できない。そこで治療閾値という考え方が必要となる。

ぶどう膜炎の例で考えると、鑑別疾患としてはサルコイドーシスの可能性が高そうだが眼内悪性リンパ腫の可能性もあり得ると考えていると仮定する。

　そこで初期治療として以下のどちらを選ぶだろうか？

①　ステロイドの点眼やテノン嚢下注射などの局所治療
②　メトトレキサートの眼内注射や全身化学療法

おそらく誰もが①を選ぶのではないだろうか。

　この治療法の考え方には患者のこうむる不利益を考える必要がある。
　ステロイド治療は全身投与よりも局所投与のほうが患者への侵襲は少なくなる。また、眼内悪性リンパ腫へのメトトレキサート眼内注射や化学療法は侵襲が非常に大きい。
　眼内悪性リンパ腫の可能性が高い場合には侵襲の大きい治療であったとしても治療を行うべきであるが、可能性が低い状態であれば化学療法に伴う侵襲によるデメリットがメリットよりも大きくなる。

　以上のように治療を行う判断は患者の利益と不利益を天秤にかけて行う必要がある。この考え方を治療閾値と呼ぶ。ある一定の検査後確率を治療閾値として、それよりも検査後確率が高くなれば治療を行う。

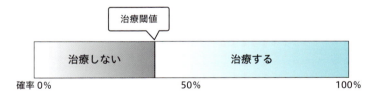

　治療による不利益が小さい場合や、緊急性の高い疾患など治療による利益が大きい場合には治療閾値を下げる。一方で悪性リンパ腫に対する化学療法のように治療による不利益が大きい場合には治療閾値を上げる。

　実際の臨床でも、本症例のようにサルコイドーシスを疑うようなぶどう膜炎に対してはまずステロイドによる治療を試みて、ステロイド治療に対する反応がとぼしいなどの非典型的な経過をたどった場合には硝子体生検を行い、硝子体中のインターロイキンや細胞診を行った上で悪性リンパ腫の可能性が高ければ治療を行うと思う。

ここまでで治療閾値の考え方を学んできたと思うが、最後に図のように検査後確率が治療閾値を超えない場合について考える。

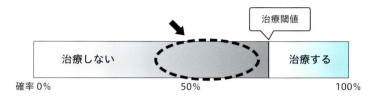

同じくぶどう膜炎の例で考えると、ぶどう膜炎があることはわかっているが原因が自己免疫性なのか感染性なのかが判断できていない状況がこのパターンに当てはまる。自己免疫性であればステロイドによる治療を行うが、感染性の場合はステロイドだけでなく原因微生物やウイルスに対する治療を併用しなければむしろ悪化させてしまうリスクがある。それらの判断がついていない状況では治療閾値を超えていないため治療に踏み切ることができない。

検査後確率が治療閾値を超えていない場合には検査後確率が治療閾値を超えるまで追加検査を行う必要がある。眼底造影検査をしたり、採血検査をしたり、場合によっては前房水PCR検査を行ったりすることである程度診断に近づくことができれば治療介入することができる。我々が普段の臨床であたり前に行っていることを難しく書いているように感じるかもしれないが、検査後確率が治療閾値を超えていないにも関わらず治療介入されている例がしばしば存在する。ぶどう膜炎があれば何も考えずにステロイド点眼を処方し、改善しなければ専門施設へ送るというのがそれに当たる。本書を読んでくださっている先生方にはぜひ、治療閾値という概念を念頭に置いていただき、患者の利益が最大限になるような臨床を行っていただければこの上ない喜びである。

ちなみに細菌性眼内炎や急性網膜壊死など緊急性の高い疾患であれば、治療介入が遅れることによる不利益が大きいため、最低限の検査を行ったうえでオーバートリアージになったとしても治療を行うべき疾患も存在する。疾患の緊急度もあわせて考えていく必要がある。

PART 2

初診外来

01	見えづらい	32
02	眼痛	43
03	異物感	54
04	そう痒感	60
05	視野異常	66
06	変視・歪視	74
07	羞明	81
08	光視症・閃輝暗点	88
09	複視	92
10	開瞼困難・眼瞼下垂	99
11	眼脂	105
12	流涙	111
13	眼精疲労	118
14	眼球突出	125
15	瞳孔不同	131
16	小児の視力不良	135
17	斜視	146
18	頭位異常	156

01 見えづらい

POINT
- 矯正視力の低下があるかをまず確認。なければ具体的な見えづらい状況を詳しく確認する。
- 視力低下がなかったとしても視野障害が存在する可能性を考慮する。
- 見えづらい主訴の患者には全例にRAPD(相対求心性瞳孔反応欠損)を確認する。
- 高齢者の視力低下を安易に白内障と決めつけない。

主訴：見えづらい

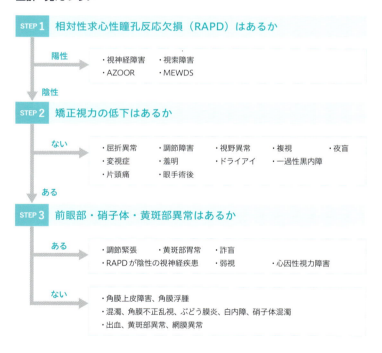

はじめに

　見えづらいという主訴を聞いた際には、矯正視力低下を思い浮かべることが多いだろう。しかし、実際は矯正視力が良好であるにも関わらず見えづら

さを自覚している患者は非常に多く、屈折異常や老視による調節障害が原因であったり、視野障害が原因であったり、コントラスト視力の低下が原因であったりと多彩な原因が存在する。

この原因を突き止めるためには「具体的にどのような状況で見えづらさを感じますか？」という質問が有効である。視力低下が主訴で矯正視力の異常がない場合には不定愁訴と考えてしまいがちだが、安易に判断せず詳しい問診をとることが重要である。

具体的には①見えづらさを感じる距離（近くが見えづらいか、遠くが見えづらいか）、②見えづらさの質（二重に見えるか歪むのか）、③見えづらいシチュエーション（明るいところが見えづらいか、暗いところが見えづらいか）④見えづらいのは一過性か持続性か、などを意識して問診をすすめると良い。

STEP 1 　相対性求心性瞳孔反応欠損（RAPD）はあるか

●鑑別疾患

視神経障害	AZOOR
視索障害	MEWDS

筆者は見えづらさを主訴に来院するすべての患者にRAPDを確認している。特に視力の左右差がある症例では必ず確認すべきだが、そうでなかったとしても短時間で確認可能なので初診時に必ず確認する。散瞳検査をしてしまうと確認できなくなるため散瞳前にRAPDを確認する習慣をつけるとよい。矯正視力の障害がなかったとしても、視神経の圧迫などで軽度の視野障害が起こっている場合があるので、RAPDが陽性であった場合は視野検査や眼窩部MRI検査などを行う。レーベル遺伝性視神経症や常染色体優性視神経萎縮などの疾患では視神経障害があったとしても対光反射やRAPDの異常は見られないことが多いので注意が必要である。異常の検出には視力検査や視野検査だけでなく、中心フリッカー（CFF）検査や視覚誘発電位（VEP）検査などを行う。CFFやVEPは他覚的に評価可能な検査のため心因性視力障害との鑑別にも有効で、視神経障害に特異性の高い検査のため視力障害の原因推定に有用である。

『Memo』

RAPD陽性と瞳孔不同がしばしば混同されることがあるが、片眼の視神経

障害において RAPD は陽性になるが、瞳孔不同は起こりにくいことについて知っておく必要がある。対光反射には直接反応と間接反応があるため、片眼の直接反応に異常があったとしても健側からの間接対光反射によって縮瞳が起こるため瞳孔散大は起こりにくい。瞳孔不同がある場合には明所で明らかなら動眼神経麻痺などの瞳孔括約筋の障害、暗所で明らかなら Horner 症候群などの瞳孔散大筋の障害を考える。

AZOOR, MEWDS

急性帯状潜在性網膜外層症（acute zonal occult outer retinopathy：AZOOR）は主に若年女性に光視症を伴った急激な視力低下や視野欠損を生じる疾患で網膜外層に構造異常を認めるのが特徴である。多発消失性白点症候群（multiple evanescent white dot syndrome：MEWDS）でも上記と同様の特徴を示すが、網膜に白点状病変を認める点が異なる。これらの疾患では網膜外層障害が主であるが、視神経乳頭腫脹や RAPD 陽性を認めることもあるため、視神経疾患と誤診されることがある。視神経炎と違って OCT 検査で Ellipsoid zone の不明瞭化を伴う視細胞障害を認める場合はこれらの疾患の可能性が高まる。AZOOR の確立された治療法はないが、重症例ではステロイドの点滴や内服を考慮する。

その他としては左右差のある末期緑内障や片側網膜中心動脈閉塞症など広範な網膜障害があり、左右差のある疾患では RAPD が陽性となる。このように RAPD 陽性＝視神経障害ではないのでその他の鑑別疾患の可能性も念頭に検査を進める必要がある。

STEP 2　矯正視力の低下がない場合

●鑑別疾患

屈折異常・調節障害	羞明
視野障害	ドライアイ
複視	一過性黒内障
夜盲	片頭痛
変視症	眼手術後

矯正視力の低下がない場合でも上記のような様々な原因で見えづらさを引き起こす。代表的な原因を述べたのでこれらの疾患を念頭に検査を進めてい

ただければと思うが、原因がはっきりしない場合で涙液層破壊時間（BUT）低下を認める場合にはドライアイ治療を試みるのも有効である。

屈折異常・調節障害

　見えづらい症状は遠方を見たときか、近方を見たときか、どちらも見えづらいかを確認する。具体的にスマートフォンが見えづらい、ピアノを弾くときに楽譜が見えないなどのシチュエーションまでを問診して、どの程度の距離での見えづらさを感じているかを調べる。

　高齢者では老視による近方視力障害の頻度が多く、近用眼鏡や遠近両用眼鏡を所持しているかも確認する。所持していない場合には眼鏡処方で満足が得られる可能性がある。

　若年者の場合は円錐角膜などの角膜疾患や原田病の初期には矯正視力低下を伴わず屈折異常のみが見られることもあり、他には糖尿病による急激な高血糖や血糖是正に伴う屈折変化や、薬剤による調節障害が見られることもある。近年はスマートフォンなどのデジタル機器を長時間使用することによる調節緊張患者も増加している。

視野障害

　見えづらいという症状では視力障害ではなく視野障害が隠れている場合があるので、最低限対座法での視野検査は行っておくべきである。また、対座法でわからない程度の傍中心暗点が存在する場合もあるので眼底検査も行う（詳細は視野障害の項（66 ページ）参照）。

複　視

　複視を見えづらいと表現して受診することもあるので、症状は単眼性か両眼性かを含めて詳しく問診する必要がある（詳細は複視の項（92 ページ）参照）。

夜　盲

　見えづらいシチュエーションを細かく問診することで、夜盲を疑うことができる。夜間の見えづらさや運転中のトンネル内が見づらいなどが診断の参考となる。網膜色素変性症などの網膜疾患を想起するかと思うが、高齢者であれば白内障による症状の可能性も存在する。

変視症

　典型的にはものがゆがんで見えるという症状を呈する。基本的には黄斑部の異常に伴うため光干渉断層計（OCT）での検査が重要である（詳細は変

視症の項（74 ページ）参照）。

羞　明

　光がまぶしく感じるために見えづらさを感じることもある。角膜から網膜までの経路に混濁や炎症細胞が存在すると羞明の原因となる。また、視細胞の障害をきたす疾患でも羞明を引き起こす（詳細は羞明の項（81 ページ）参照）。

　視力低下を起こしていない程度でも白内障が原因となっていることもしばしばある。

ドライアイ

　ドライアイでは瞬目した瞬間は見えるが時間とともに見えづらくなってくるという症状が見られる。この場合通常の視力検査ではある瞬間での最良視力を測定するため視力異常なしとなるが患者自身が感じる見え方は悪い可能性がある。視力検査に時間という要素を加えて測定可能な実用視力検査を行うことでドライアイによる影響を測定することが可能であるが測定可能な施設は限られている。矯正視力が良好であったとしてもドライアイがあると日常生活における見え方の質に影響があるということを知り、治療介入を試みるべきである。

一過性黒内障

　血栓性塞栓による内頚動脈の閉塞が原因となるものが有名であり、見のがしてはいけない。起立性低血圧を一過性黒内障と表現することもあり、その他閃輝暗点や飛蚊症が原因のこともあるため、具体的な発症状況や症状の問診が重要である。

片頭痛

　片頭痛では閃輝暗点と呼ばれる特殊な視野障害を伴うことがある。具体的には、突然視野の中に稲妻のようなギザギザの光の歯車のようなものが出現し、次第に広がり、その場所が暗く見えなくなる。閉瞼しても光は消えずにそのままなのが特徴で、5 〜 20 分程度で消失する。閃輝暗点に引き続いて頭痛が起こることが多い。

眼手術後

　LASIK（Laser in situ keratomileusis）術後の場合は裸眼視力が良好であったとしても、角膜高次収差増加のため見えづらさを訴える場合がある。

多焦点眼内レンズ挿入眼では通常の視力検査で問題がなかったとしても、コントラスト視力の低下が起こっていたり、ハロー・グレアにより見えづらさを自覚する場合がある。また、一般的な多焦点眼内レンズでは遠方と近方の両方にピントが合っているため、見え方に脳が適応できずに不快感が強い症例も存在する。

STEP3 前眼部・硝子体・黄斑部異常があるか

●鑑別疾患

角膜上皮障害	白内障
角膜浮腫・混濁	硝子体混濁・出血
角膜不正乱視	黄斑部異常
ぶどう膜炎	網膜異常

　矯正視力低下の原因として、RAPD が陰性の場合は前眼部・硝子体・黄斑部の異常の有無を検査する。

前眼部異常

　角膜上皮障害や浮腫・混濁などがあればそれが原因として視力障害をきたす。また肉眼的には異常がないように見えても、角膜不正乱視が隠れているとそれが視力障害の原因となることもある。角膜不正乱視の可能性を疑った場合には角膜形状解析やピンホールテストを行うのが有用である。ピンホールテストで視力が改善する場合には角膜や水晶体疾患の可能性が高まり、改善しない場合には黄斑や視神経疾患の可能性が高まる。

　その他としては前房内炎症の有無や、白内障の状態を確認する。水晶体混濁が軽度に見えても混濁位置や瞳孔径によって視力低下の原因となることがある。しかし、視力低下の原因を安易に白内障と診断するとその他の併存疾患を見のがす原因となるので、除外診断とするように心がける必要がある。

硝子体異常

　視力低下の原因となるような硝子体混濁や硝子体出血の有無を確認する。肉眼的に分かりづらい場合でも、散瞳下での細隙灯顕微鏡検査で前部硝子体を観察したり、OCT で硝子体中の高反射像を観察することでも炎症細胞や出血の存在を確認することが可能である。

黄斑部異常

黄斑部異常をきたす疾患の鑑別については変視・歪視の項（74 ページ）参照。

STEP4　その他の場合

●鑑別疾患
調節緊張	心因性視力障害
黄斑部異常	詐盲
RAPD が陰性の視神経疾患	弱視

　前眼部や眼底に明らかな異常所見を認めない場合でも矯正視力が低下している場合がある。レフ値が安定しない場合は調節緊張の可能性を考えて、調節麻痺下での検査を行う。また、OCT で異常がなかったとしてもオカルト黄斑ジストロフィなどの疾患が隠れている可能性があるので、疑わしい場合には多局所 ERG 検査を行う。心因性視力障害や詐盲を疑う場合には自覚的検査だけでは判断が難しい場合があるが、安易に診断するのではなく除外診断を行うべきである。日を変えて視力を再検しても視力障害がある場合には網膜電図（ERG）や VEP などの他覚的検査を行う。弱視の場合は過去に治療歴があり、本人が自覚している場合が多いのできちんと確認しておく。

┌『Memo』─────────────────────────────
　レーベル遺伝性視神経症では RAPD が陰性なことが多く、心因性視力障害としばしば誤診されている。慣れていない医師にとっては眼底所見が正常に見えたとしても、急性期には disc の軽度発赤や腫脹が存在することが多く、disc の腫脹の評価は OCT が判定しやすい。筆者もレーベル遺伝性視神経症患者を心因性視力障害と誤診しそうになったことがあるが、VEP を行い潜時の延長を確認したことで器質的疾患が隠れていると確信することができ、正しい診断をつけることができた。心因性視力障害を疑った場合に、可能であれば VEP を測定しておけば誤診の可能性を減らすことができる。レーベル遺伝性視神経症は特に非典型であったり、高齢発症であれば診断が難しい場合があるので注意が必要である。
　また、両眼性の視神経異常をきたす疾患で、左右の障害が同程度であった場合も RAPD は陰性となるので注意が必要である。具体的には栄養障害性視神経症や薬剤性視神経症などが挙げられる。

検　査

　見えづらい主訴においてはいうまでもなく視力検査が重要である。中でも矯正視力低下の有無には注意が必要で、低下がある場合にはどれくらいの期間でどの程度低下しているかということも重要である。

　しかし視力検査は自覚的検査であり、検者によっても結果にバラツキが出るということには注意が必要である。例えばスタッフが交代で視力検査をしている施設であれば、スタッフによって高い視力になりやすい、低い視力になりやすいなどの傾向がある場合があるため自分の施設での視力検査の様子を一度は見てみることをおすすめする。

　また、被検者の体調によっても結果にバラツキが出るため視力低下が見られたとしても見えづらさを自覚していない場合には日を変えて再検査をすると異常がないということもしばしば経験する。

　細隙灯やOCTで異常を認めなかった際には心因性視力障害や詐盲を疑うかもしれないが、これらはあくまで除外診断が必要である。視力はあくまで自覚的検査のため他覚的検査であるERGやVEPなどで異常がないことがわかれば心因性視力障害や詐盲の可能性が高まる。

swinging flashlight test

　RAPDを確認する検査で、光刺激における対光反射の左右差を鋭敏に確認することができ、陽性であれば視神経障害を示唆する有力な指標となる。

　調節反応に伴う縮瞳の介入を避けるために、遠方視をしてもらった状態で光を1秒以上片眼に当てて縮瞳を起こしたあと、約1秒間隔で他眼へ光を移動する流れを複数回往復する。対光反射の求心路障害に左右差があれば、片眼に光を当てた際に両眼の散瞳傾向を認め、これをRAPD陽性と呼ぶ。

　ここで要注意なのが、両側視神経障害で左右差が乏しい場合は対光反射は減弱するもののRAPDは陰性という点である。RAPDはあくまで左右の差を見る検査であるということを頭に入れておくべきである。

『Memo』

　視神経炎など片眼性の視神経障害で患側RAPDが陽性となるのが有名であるが、視神経障害以外でもRAPDが陽性となる病態が存在する。

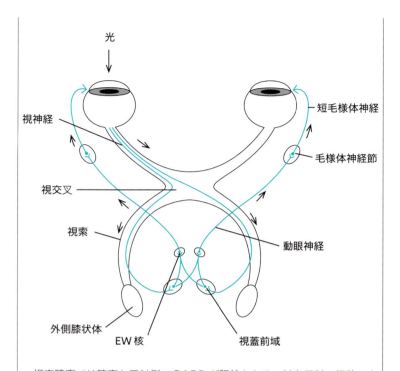

　視索障害では障害と反対側でRAPDが陽性となる。対光反射の経路は上図のとおり、眼に入った光刺激は視神経を通り、視交叉を経て、視索の途中で分岐して視蓋前域から左右のEdinger-Westphal核（EW核）へと至る。その後は動眼神経、毛様体神経節を経て縮瞳が起こる。
　視交叉では非交叉線維が47％、交叉線維が53％と交叉線維のほうが多いため右視索障害では右眼由来の線維47％と左眼由来の線維53％が障害され、左眼由来の線維が多く障害されるため左RAPD陽性となる。

中心フリッカー（CFF）検査

　被検者に一定の速度で点滅する光を見てもらい、点滅の速度を徐々に上げていく中で、どれほどの速度の点滅を認識できるかを確認する検査である。正常であったとしても一定以上の速度の点滅は認識できずに、常に光っているように知覚する。
　ゆっくりから徐々に速度を上げていき点滅が認識できなくなった速度と、点滅を認識できない速度から徐々に速度を下げて、認識できるようになった速度を検査結果とする。
　これらの検査結果はHzで表し、35Hz以上が正常である。
　検査を行うためにはおよそ矯正0.05以上の視力が必要となる。

高速の点滅を知覚できないのは視神経の不応期の存在による。視神経が刺激されてから一定時間は次の刺激に反応できない期間があり、これを不応期と呼ぶ。そして不応期の長さは神経伝導速度に影響される。

　視神経炎や視神経症など、視神経の障害が見られる疾患では神経の脱髄が起こっているために神経伝導速度が低下し、それに伴い不応期の延長が起こることでCFFの低下が見られる。

　例外として錐体細胞の障害でもフリッカー値の低下が見られる。これは視細胞の中で錐体細胞だけが速い刺激を認識可能で、杆体細胞では認識ができないためである。ERGでも30Hzフリッカー刺激検査があるが、この速度には錐体細胞しか反応できないため錐体細胞の機能を判定できる。

視覚誘発電位（VEP）

　VEPは視覚への刺激に対する大脳皮質の活動の信号を記録する検査である。後頭葉につけた電極により鳥距溝（一次視覚野の中心にあり、中心視野からの情報を受け取っている）からの波形を得る。

　VEPにはフラッシュ刺激とパターン刺激の2種類の刺激法が存在し、フラッシュ刺激は簡易的な検査となっているので、いずれの検査でも同様のV字型の波形が得られるがフラッシュ刺激は簡易的な検査であるので、診断に悩む症例では可能であればパターン刺激を行う。

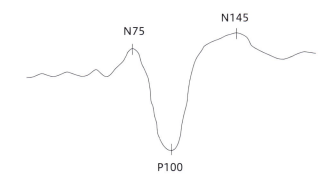

　上記の波形では縦軸が電位、横軸が刺激からの時間経過を表す。波形のうちで重要なのは上下の振幅と、P100の潜時である。

　振幅は刺激の大きさに影響を受け、黄斑円孔や黄斑変性などの黄斑疾患では振幅が減少する。しかし振幅については個人差が大きいため絶対値での比較はできず、視力の左右差がある場合に同一患者の左右眼での比較は有効である。

　P100は刺激から100msで見られる波形で、この潜時が延長した場合に

は視神経炎などの視神経の脱髄所見を疑う。P100 の潜時は個人差が少ないため絶対値での比較が可能である。心因性視覚障害を疑った場合にもレーベル遺伝性視神経症などの疾患が隠れている可能性があるので VEP の評価を行っておくことで視神経障害を見のがさずに済む。

こんなときコンサルト

　一過性黒内障や眼球運動障害による複視を認める場合には頭蓋内疾患の可能性があり、脳神経外科への紹介を考慮する。特に一過性黒内障は内頚動脈の狭窄や脳梗塞と関連する可能性があるので要注意である。

　視神経疾患や網膜剥離、重症のぶどう膜炎などでは初期治療により視力予後が左右されるため、自施設で対応できない場合には専門施設へ早期コンサルトが必要である。

02 眼痛

> **POINT**
> ・発症契機が明らかな場合、診断は容易だが他の疾患の併存を見のがさないよう注意。
> ・眼表面の疾患が原因となることが多いので眼瞼、結膜、角膜を丁寧に診察する。
> ・眼に異常がない場合は副鼻腔炎やう歯など眼以外に原因がある場合がある。

主訴：眼痛

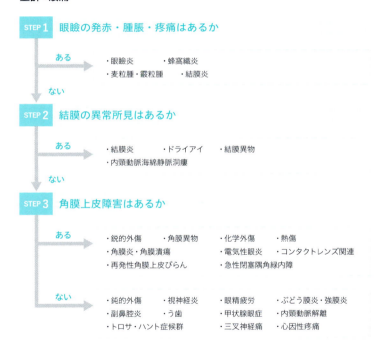

はじめに

　眼痛患者の診察ではまず、きっかけとなった出来事の有無を尋ねる。外傷や異物、化学外傷など契機が明らかである場合には診断は容易である。問診の際には「今回の痛みの原因でご自身で思い当たるものはありますか？」と

いう質問が有用で、患者にとっての痛みの原因が最終診断と一致することも多い。しかし、思いあたる原因がないと答えたとしても角膜に鉄粉異物を認めることもあるので問診情報がアンカリングバイアスにならないよう丁寧に前眼部の診察を行う必要がある。また、明確な原因があったとしても、他の疾患が併存している場合もあるので異常を見つけたとしてもそれ以外の箇所についても丁寧に診察する必要がある。

その他の問診方法としてはOPQRSTAAA（13ページ参照）に沿った方法が有用である。特に痛みの強さ（異物感程度なのか、寝ているときに起きてしまうほど強いのかなど）や、time courseは鑑別に重要な情報であり、すべての患者に確認すべきである。

STEP 1　眼瞼の発赤・腫脹・熱感・疼痛を認める場合

●鑑別疾患

眼瞼炎　　　　　　　　　　　蜂窩織炎
麦粒腫・霰粒腫　　　　　　　結膜炎

発赤・腫脹・熱感・疼痛は炎症の4徴候と呼ばれ、これらを認める場合は眼瞼の炎症性疾患を考える。これ以外にも、眼瞼浮腫の有無や眼瞼内反や睫毛乱生、マイボーム腺機能不全の有無などの所見にも注目して眼瞼全体を観察する。また、結膜炎でも強い炎症があると、眼瞼腫脹や発赤を認めることもある。

眼瞼炎

眼瞼炎は前部眼瞼炎と後部眼瞼炎に分けることができる。前部眼瞼炎は主に黄色ぶどう球菌の感染によって引き起こされるものが多く、睫毛根部にフィブリン様の膜様物を認めるのが特徴である。この所見はcollaretteと呼ばれ、鑷子で容易に除去することが可能であるがその際に表皮の出血を伴うことがあるのが特徴である。後部眼瞼炎はマイボーム腺機能不全によって引き起こされる。

処方例

・前部眼瞼炎

眼瞼清拭

オフロキサシン眼軟膏（0.3％）1日2回

・**後部眼瞼炎**

温罨法

リッドハイジーン

アジスロマイシン点眼液（1％）最初の2日は1日2回、その後12日は1日1回

麦粒腫・霰粒腫

継続外来の項（162ページ）参照

蜂窩織炎

継続外来の項（165ページ）参照

STEP 2　結膜に異常がある場合

●**鑑別疾患**

結膜炎　　　　　　　　　　　　結膜異物

ドライアイ　　　　　　　　　　内頸動脈海綿静脈洞瘻

結膜炎（105ページ参照）

　結膜炎はアレルギー性結膜炎、細菌性結膜炎、ウイルス性結膜炎の3種類に分けられるが強い眼痛を引き起こすことはまれである。しかし春季カタルや淋菌性結膜炎、アデノウイルス結膜炎など、強い炎症を引き起こす結膜炎では眼痛を伴うケースもしばしば見られる。結膜炎では基本的に眼球結膜よりも眼瞼結膜の充血が強く、眼脂を伴うことが特徴である。眼脂の性状よりある程度の鑑別が可能で膿性であれば細菌性結膜炎を疑い、漿液性であればウイルス性結膜炎を疑う。可能であれば眼脂のギムザ染色やグラム染色を行うことが有用である。例えばアデノウイルス結膜炎とクラミジア結膜炎は細隙灯所見では鑑別困難な場合があるが、ギムザ染色を行い好中球が主体で封入体を認めればクラミジアで、リンパ球主体であればアデノウイルス結膜炎と推定することができる。

ドライアイ

　ドライアイでは眼不快感や視機能異常などの自覚症状を訴えて受診する。ドライアイに伴う眼痛症状は常に痛みがあるというよりも visual display terminals（VDT）作業や読書などの作業に伴い眼痛が生じることが多い。重度のドライアイの場合は慢性的な角膜上皮障害によって常に眼痛を生じることもある。診断のためには break up time（BUT）の測定が重要であり、眼痛やその他の不定愁訴を訴える患者では必ず BUT 測定を行うべきである。また、マイボーム腺機能不全を合併することが多いため、マイボーム腺開口部の観察もあわせて行う。

結膜異物

　屋外でゴミが眼に入った、仕事中に木のクズが眼に入ったなど低速で異物が眼に入るような状況では結膜異物や角膜異物を考える。異物は上眼瞼結膜円蓋部で発見されることが多いので、必ず上眼瞼を翻転して観察する。翻転がうまくできない場合には下図のように綿棒を用いると成功しやすい。また、コンタクトレンズが取れなくなった、なくなったという主訴でも上眼瞼結膜円蓋部に入り込んでいる可能性があるので翻転して観察する。

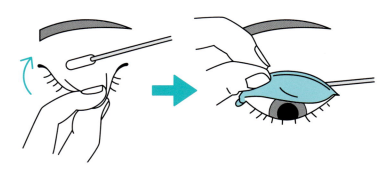

内頸動脈海綿静脈洞瘻（CCF）

　内頸動脈の血流が瘻孔を介して海綿静脈洞に流入することで海綿静脈洞内圧上昇を引き起こし、海綿静脈洞内を通る動眼神経、滑車神経、三叉神経（第1枝、第2枝）、外転神経障害を合併する。海綿静脈洞内圧上昇に伴い上眼静脈のうっ滞が起こり、眼球結膜結膜の血管はコルク栓抜き様に蛇行し、眼圧上昇も伴うことがある。その他の症状としては拍動性の眼球突出や眼窩部における血管雑音聴取などが挙げられる。中でも眼球結膜の拡張が特徴的で、通常の眼球結膜充血では拡張した血管は角膜輪部に近づくにつれ細くなるが、CCFでは角膜輪部まで太く拡張した血管を認め、先細りしない傾向に

ある。原因としては外傷による直接型（高流量型）と、特発性の硬膜枝型（低流量型）に分けられる。低流量型では緩徐な経過のため眼痛を合併することはまれである。

STEP3　角膜上皮障害を認める場合

● 鑑別疾患

鋭的外傷　　　　　　　　　　コンタクトレンズ関連
角膜異物　　　　　　　　　　再発性角膜上皮びらん
化学外傷　　　　　　　　　　角膜炎・角膜潰瘍
熱傷　　　　　　　　　　　　急性閉塞隅角緑内障
電気性眼炎

　眼痛を主訴に外来受診した場合に、最も多いのが角膜上皮障害を伴う疾患である。角膜上皮障害はフルオレセイン紙を用いて細隙灯顕微鏡検査を行えば容易に検出することができる。しかし、角膜上皮障害を見つけた時点で鑑別疾患を考えることをやめてはいけない。角膜上皮障害の性状から原因を推測する必要がある。

　例えば線状の傷がある場合には鋭的外傷や角膜異物の存在を疑い、びまん性の点状表層角膜症がある場合は重症ドライアイやコンタクトレンズ関連の障害、電気性眼炎やマイボーム腺機能不全に伴う非フリクテン角膜上皮症などを考える。

鋭的外傷・角膜異物

　ナイフや針、紙などによる障害だけでなく、鉄片などの異物の飛入も含まれる。

　角膜や結膜の裂傷がある場合は縫合が必要な可能性がある。また鉄片異物の場合表面に見つからない場合には角膜や強膜を穿孔していることがあるので疑わしい場合には超音波Bモードや頭部CT検査を行う。この際にMRIは禁忌のため注意が必要である。

化学外傷・熱傷

　薬物や熱傷による角膜障害は、建築作業現場や実験室だけでなく家庭でも発症し得る。特にアルカリ性の薬物が原因の場合には重症化しやすい。具体的にはセメント、パーマ液、毛染め液、漂白剤、カビ取り剤などがアルカリ

外傷の原因として頻度が高い。またヘアアイロン使用中に誤って角膜外傷を起こすこともまれにある。問い合わせがあった際には水道水などの流水で最低でも 10 分以上洗眼してから受診してもらう。また、角膜化学外傷の場合、原因物質の種類や pH は重要な情報であるため、現物もしくは商品名などのメモを持参いただくと良い。

グレード	結膜所見	角膜所見
1	結膜充血	角膜上皮欠損なし
2	結膜充血	角膜上皮欠損あり（部分的）
3a	結膜充血または部分的壊死	全角膜上皮欠損 角膜輪部上皮一部残存
3b	結膜充血または部分的壊死	全角膜上皮欠損 角膜輪部上皮完全消失
4	半周以上の輪部結膜壊死	全角膜上皮欠損 角膜輪部上皮完全消失

　角膜および結膜障害の状態に応じてグレードが分けられる。初期治療はグレードを問わず、結膜嚢の pH を確認して、それが正常化するまで洗浄を行う。その後の治療はグレードに応じて行うので以下に処方例を示す。また、上記以外に虹彩の変形がある場合には前房内に薬剤が到達している可能性があるので、前房洗浄の行える施設へのコンサルトが望ましい。

処方例

・**グレード 3b 以上**

メチルプレドニゾロン 125 mg ないし 250 mg の静脈内投与　当日〜炎症の程度に応じて数日
ベタメタゾン 1 mg/ 日もしくはプレドニゾロン 10 mg/ 日　静脈投与終了後 1 〜 2 週間内服
ベタメタゾン点眼液（0.1%）1 日 4 回
レボフロキサシン点眼液（1.5%）1 日 3 回
オフロキサシン眼軟膏（0.3%）眠前 1 回

・**グレード 2（角膜上皮欠損の範囲が広いもの）および 3a**

ベタメタゾン 1 mg/ 日もしくはプレドニゾロン 10 mg/ 日内服　数日程度
ベタメタゾン点眼液（0.1%）1 日 4 回
レボフロキサシン点眼液（1.5%）1 日 3 回

オフロキサシン眼軟膏（0.3％）眠前１回

・グレード１, ２（角膜上皮欠損の範囲が狭いもの）
ベタメタゾン点眼液（0.1％）１日４回
レボフロキサシン点眼液（1.5％）１日３回
オフロキサシン眼軟膏（0.3％）眠前１回

電気性眼炎

　紫外線暴露による角膜上皮障害の総称であり、サングラス装用なしでの直射日光への暴露や溶接作業中の火花が原因となる。病歴より診断は容易であり、紫外線暴露後から数時間後より両眼の異物感や眼痛を生じ、びまん性の角膜上皮障害をきたす。

コンタクトレンズ関連

　コンタクトレンズを長時間装用したり、装用したまま就寝したりと不適切使用を行った後の眼痛の場合に想定する。コンタクトレンズが角膜に固着したり、破損したコンタクトレンズが円蓋部に残存している可能性も考慮して上眼瞼を翻転して観察する。

　角膜浮腫を伴う場合には連続装用による角膜浮腫や、コンタクト関連の感染性角膜炎を疑う。

　連続装用が原因であった場合には角膜への酸素供給の低下が原因であるためコンタクト装用を中止し、抗菌薬点眼を併用する。

　コンタクト関連角膜感染症の起因菌としては緑膿菌とアカントアメーバが重要である。感染を疑う場合には角膜擦過物の塗抹検鏡および培養検査を行い原因微生物の特定に務めることが望ましい。アカントアメーバは偽樹枝状潰瘍を形成するためヘルペス角膜炎と誤診されることがあり、ステロイド点眼を使用すると所見が不明瞭となるだけでなく予後不良となることがあるので慎重に診断する必要がある。

『Memo』
　コンタクトレンズを使用していることを医師側から聞かなければ答えてくれないことがある。レフ値が近視でなかったとしても整容目的でカラーコンタクトレンズを常用していることもあるので意識して問診する必要がある。

再発性角膜上皮びらん

　起床時に疼痛や異物感を認めるようになったという病歴では再発性角膜上皮びらんを疑う。角膜ジストロフィなどの角膜上皮の接着不良をきたす基礎

疾患や、爪や紙など鋭利な物での角膜外傷の既往がある場合に起こりやすい。

眼科受診時には上皮剝離が治癒しかかっており、上皮剝離が明らかでないこともあるため病歴から疑う必要がある。

角膜炎・角膜潰瘍（174 ページ参照）

角膜は三叉神経が豊富で軽度の障害であっても強い眼痛を引き起こす。細隙灯顕微鏡でフルオレセイン染色を行うことで角膜障害を容易に観察することができる。

角膜に灰白色の角膜細胞浸潤を認める場合には細菌性や真菌性の角膜炎を疑い、角膜擦過物の塗抹検鏡・培養検査を行った上で広域抗菌薬や抗真菌薬の投与を行う。また、単純ヘルペスウイルスや水痘・帯状疱疹ウイルスによる角膜炎では樹枝状や偽樹枝状の病変を認め、抗ウイルス薬の軟膏を投与する。

一方で角膜周辺部に非感染性の角膜潰瘍を形成する場合もある。角膜周辺部に連続した角膜細胞浸潤を伴わない角膜潰瘍を認めた場合には関節リウマチに伴う周辺部潰瘍やモーレン角膜潰瘍を疑う。血管侵入を伴う角膜細胞浸潤を認めた場合はマイボーム腺機能不全に伴う角膜フリクテンを考え、周辺部に透明帯を伴う角膜細胞浸潤を認めた場合は眼瞼炎に伴うカタル性角膜潰瘍を疑う。

急性閉塞隅角緑内障

急性閉塞隅角緑内障では急激な眼圧上昇により眼痛を自覚する。眼痛だけでなく眼圧上昇に伴う角膜上皮浮腫、視力低下、悪心・嘔吐などの症状を訴える。強い眼内炎症も起こるため毛様充血も認める。高眼圧によって虹彩への血流障害を起こし、前眼部虚血を引き起こし中等度散瞳も見られる。高眼圧状態が継続すると視野障害を引き起こし、失明に至ることもあるため迅速な眼圧下降治療が必要である。発作状態の解除には高浸透圧利尿薬の点滴や、レーザー虹彩切除術、水晶体摘出術などを行う必要がある。

『Memo』

細隙灯検査で角膜上皮障害のように眼痛の原因となる所見を認めると、それが原因だと考えて背景に存在する疾患を見のがす可能性がある。充血を伴う眼痛患者では急性閉塞隅角緑内障だけでなく、血管新生緑内障やぶどう膜炎に伴う高眼圧を伴うことがあり、高眼圧でも角膜上皮障害を引き起こすので、必ず眼圧を測定しておくべきである。

STEP **4** その他の場合

●鑑別疾患

鈍的外傷　　　　　　　　　甲状腺眼症
視神経炎　　　　　　　　　内頸動脈解離
ぶどう膜炎・強膜炎　　　　トロサ・ハント症候群
眼精疲労　　　　　　　　　三叉神経痛
副鼻腔炎　　　　　　　　　心因性疼痛
う歯

　STEP1〜3に当てはまらない場合には上記の疾患が鑑別に挙がる。前房内炎症を認める場合には鈍的外傷やぶどう膜炎などの疾患を考え、眼球運動時痛があれば視神経炎や甲状腺眼症などの眼窩内の疾患の可能性が高まる。眼精疲労では「眼の奥が刺されるような痛み」を自覚するのが特徴的である。また、眼痛に眼球運動障害を伴う場合には甲状腺眼症だけでなく内頸動脈解離、トロサ・ハント症候群に加えて内頸動脈海綿静脈洞瘻などの疾患を考える必要がある。甲状腺眼症の場合には上転障害のみのように神経支配に沿わないのに対して、他の疾患では海綿静脈洞の障害が起こるので神経支配に沿った眼球運動障害を認めることから鑑別可能である。これら眼疾患を除外した上で眼痛がある場合には眼科領域以外の疾患の可能性も考える必要がある。

鈍的外傷

　スポーツ中にボールが眼に当たった、他人に殴られたなどの外傷が該当する。鈍的な外傷では眼球の障害だけでなく眼窩底骨折なども考慮する必要がある。眼球では外傷性虹彩炎、隅角離断、前房出血、網膜剥離、黄斑円孔などをきたす可能性があるのでこれらを念頭に精査を行う。特に前房出血や隅角異常の影響で高眼圧となることがあるので眼圧評価も忘れず行う。

視神経炎

　視神経炎では視力低下と中心暗点を主訴とすることが多いが、眼球運動時痛も特徴的な所見である。眼球運動により炎症の起こった視神経が引き伸ばされる際に痛みが生じるといわれている。視力障害がなかったとしても、見えづらさや視野障害を疑う際には必ずRAPDや中心フリッカー値の測定を行う必要がある。

ぶどう膜炎

　ぶどう膜炎では毛様充血を伴い、前房内炎症が強いと毛様痛を訴える。さまざまな種類の疾患が存在するが、特に急性前部ぶどう膜炎や細菌性眼内炎では強い眼痛を自覚することが多い。

　鑑別については継続外来の項（187 ページ）参照。

強膜炎

　強膜炎では強い眼痛と充血を認めることが多い。就寝時でも痛みで目が覚めるほどの眼痛が特徴的で、それほどの眼痛を引き起こす疾患は多くないので鑑別点となる。自己免疫性疾患である関節リウマチや多発血管炎性肉芽腫症（Wegener 肉芽腫症）などに合併することが多い。治療にはステロイド点眼を行うが、病勢の強いときには全身投与も行う。

眼精疲労

　遠視や老視のある患者が読書や PC 業務といった近見作業を長時間行うことで起こり、眼の奥から突き刺すような鋭い痛みが特徴的である。過矯正の眼鏡の使用や外斜視・外斜位でも起こることがある。外斜視や外斜位では近見時に過剰な輻輳努力が必要なため、眼精疲労を合併しやすく、プリズム眼鏡の装用が有効な場合がある。眼精疲労による眼痛を疑う場合にはカバーアンカバーテストなどの眼位検査を行い、ドライアイなどの併存疾患の検査も行うべきである。

三叉神経痛

　突然激しい痛みが三叉神経支配領域に生じる疾患である。痛みの持続時間は短く、電撃痛であり、顔面への接触や摂食などを契機に発症する。基本的に片眼性で三叉神経根部の動脈による圧迫が関与している。

心因性疼痛

　心因性疼痛は、精神的なストレスによって起こる疼痛である。これはあくまで除外診断であるので、病歴や患者の様子から断定せずに、丁寧に器質的疾患を除外した上で診断する必要がある。

検査と治療

　眼痛を主訴に外来受診した際には痛みで視力や眼圧検査が行えない場合もある。その場合には点眼麻酔後に細隙灯顕微鏡検査を行うと診察しやすい。

点眼麻酔で改善しない場合には、眼表面以外の疾患を疑う必要がある。

　角膜上皮剥離をきたしている場合、二次感染予防のための抗菌薬点眼や上皮修復作用のあるヒアルロン酸点眼を使用する。この際に用いる抗菌薬点眼は角膜毒性が低いものを用いて短期間で使用を中止する。眼痛が強い場合には眼軟膏を用いたり、経口の鎮痛薬を用いる。場合によっては上皮が被覆するまで治療用のソフトコンタクトレンズを使用するのも有効である。角膜上皮剥離を認める場合は基本的にはステロイド点眼投与は避けるべきである。また、角膜上皮剥離を繰り返す場合には上皮接着を改善するために角膜穿刺や角膜擦過を行う。

処方例

角膜上皮剥離を認める場合
ガチフロキサシン点眼液（0.3%）1日3回
ヒアルロン酸ナトリウム点眼液（0.1%）1日4回
オフロキサシン眼軟膏（0.3%）眠前1回

処方例

点状表層角膜症のみを認める場合
ヒアルロン酸ナトリウム点眼液（0.1%）1日4回

こんなときコンサルト

・角膜裂傷や前房内へ達する異物、アルカリ外傷、急性緑内障発作など緊急での手術や処置が必要な場合は手術が可能な施設へ紹介すべきである。
・眼球運動障害を伴う眼痛では頭蓋内や眼窩内疾患の可能性が高いため脳神経外科・神経内科へ紹介する。
・明らかな眼科的異常所見を認めない場合には、副鼻腔炎やう歯など他領域の疾患に伴う眼痛の可能性があるため、丁寧に随伴症状を聴取した上で紹介する。

03 異物感

> **POINT**
> - 主に眼表面の炎症や上皮障害が原因となる。
> - 上眼瞼の翻転をして観察するくせをつけるべきである。
> - 頻度としてはドライアイが多いのでBUTやマイボーム腺機能不全を確認する。

主訴：異物感

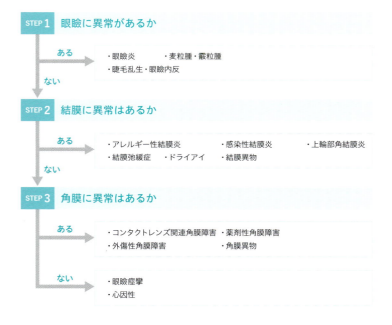

はじめに

　異物感は主に眼表面の炎症や上皮障害によって自覚する症状である。眼痛を主訴とする患者における鑑別疾患と類似しているが、そちらの鑑別疾患と比較すると異物感をきたす疾患はほぼ眼表面の疾患に限定されるため分けて記載した。患者の症状としては異物感以外にも、「コロコロする」、「眼がかすむ」、「ねちゃねちゃする」、「膜が張っている」、「うっとうしい」などの多彩な

表現がある。不定愁訴と片付けてしまいたくなるときもあるかもしれないが、患者の訴えを適切に把握して原因を解決していく姿勢が重要である。

　主訴の適切な把握のためには、ＯＰＱＲＳＴＡＡＡ（13ページ参照）に沿った問診が有用である。その他としてはコンタクト使用歴や常用薬、既往歴、職業といった患者背景も診断の助けとなる。基本的には眼表面の疾患が原因となるため、眼瞼、結膜、角膜の観察が重要であるが複数の疾患がオーバーラップしていたり、心因性要素も合併していたりすることがあるので注意が必要である。

STEP 1　眼瞼に異常がある場合

●鑑別疾患
眼瞼炎　　　　　　　　　　　　　　睫毛乱生・眼瞼内反症
麦粒腫・霰粒腫

　異物感を引き起こす眼瞼の異常は、眼瞼に炎症を起こす疾患と睫毛の角膜への接触に大別される。また、マイボーム腺機能不全でも眼瞼炎やドライアイを引き起こすことで異物感につながるためマイボーム腺の状態も詳細に観察する。

【眼瞼に炎症を起こす疾患】
眼瞼炎
眼痛の項（43ページ）参照

麦粒腫・霰粒腫
継続外来の項（162ページ）参照

【睫毛の角膜への接触】
睫毛内反症
継続外来の項（214ページ）参照

睫毛乱生・眼瞼内反症
　睫毛乱生は眼瞼は正常なものの、睫毛の生える場所の異常により角膜へと睫毛が接触する状態である。それに対して眼瞼内反症は眼瞼の瞼板を支える組織のゆるみにより瞬目の際に睫毛が角膜へ接触する状態である。両者とも

に角膜上皮障害を引き起こしたり異物感や眼痛を引き起こしたりするため、姑息的には角膜保護点眼を併用しつつ外来で睫毛抜去を行う。根治のためには睫毛乱生に対しては電気分解、眼瞼内反に対しては手術を行う。

STEP2 結膜に異常がある場合

●鑑別疾患

アレルギー性結膜炎	結膜弛緩症
感染性結膜炎	ドライアイ
上輪部角結膜炎	結膜異物

アレルギーや感染による結膜炎、ドライアイや眼表面の摩擦亢進を伴う上輪部角結膜炎などによって異物感を生じる。

結膜炎では充血を伴うことが多く、眼球結膜所見よりも眼瞼結膜所見が診断に有用なことが多いので上眼瞼を翻転して観察するくせをつけるべきである（翻転がうまくできない場合は 46 ページ参照）。

眼瞼結膜所見としては濾胞や乳頭形成が重要である。濾胞は結膜固有層のリンパ濾胞であり、ウイルス感染が原因となることが多いがクラミジア結膜炎や点眼長期使用に伴う薬物中毒性結膜炎でも見られる。それに対して乳頭は慢性炎症に伴って見られる所見でアレルギー性結膜炎が有名であるが、遷延型の結膜炎（アデノウイルス結膜炎や涙小管炎に伴う結膜炎など）やドライアイが原因となることもある。両者の鑑別には血管走行を観察する。濾胞では隆起部の周囲から中心へ向かって血管が走行しているのに対して、乳頭では隆起部頂点に毛細血管が観察できる。

ドライアイや眼表面の摩擦亢進を伴う疾患に関してはフルオレセイン試験紙を用いた前眼部観察が重要である。特にブルーフリーフィルターを用いるとコントラストが強調され。結膜上皮障害の観察が容易となる。細隙灯にブルーフリーフィルターが装備されていない場合は、市販のイエローフィルターをかざすだけでも簡易的に観察することができるのでおすすめである。ドライアイでは角膜障害以上に結膜障害が強いことが特徴であり、上輪部角結膜炎や lid wiper epitheliopathy などの結膜摩擦亢進が伴う疾患の存在も意識して観察を行う。

その他結膜弛緩や結膜異物が原因で異物感を引き起こすこともあるのです
みずみまで観察する。

STEP 3 角膜に異常がある場合

●鑑別疾患

角膜炎　　　　　　　　　　　　外傷性角膜障害
コンタクトレンズ関連角膜障害　　角膜異物
薬剤性角膜障害

　角膜は知覚が鋭敏な組織なので、上皮障害があると異物感よりも眼痛を訴
えることが多いが、初期の軽度の病変であれば異物感を訴える。初期の小さ
な病変は見のがしてしまう場合があるのでフルオレセイン試験紙を用いて丁
寧に診察する必要がある。

STEP 4 角膜に異常がない場合

●鑑別疾患

眼瞼けいれん　　　　　　　　　　心因性

　前眼部に異常を認めないにも関わらず異物感を認める場合は、眼瞼けいれ
んや心因性を考える。眼瞼けいれんにはドライアイを合併することが多いの
で、ドライアイ治療に反応しない場合や閉瞼症状が強い場合など疑った場合
には瞬目テストを行う（123 ページ参照）。

　心因性の診断は必ず除外診断で行うべきである。点眼麻酔薬を使用しても
異物感が改善しない場合には眼表面以外の原因がある可能性を疑う助けとな
る。

検査と治療

涙液層破壊時間（BUT）

手順
① フルオレセイン試験紙の先端に生理食塩水などを滴下して、2〜3回振って余分な水分を取る。
② 試験紙の先端を下眼瞼に軽くあて、何度か瞬目をしてもらう。
③ スリットランプのブルーライトで開瞼してから涙液層が破綻するまでの時間を測定する。

BUTは涙液層における安定性の指標であり、5秒以下に低下していることがドライアイ診断基準にも含まれている[1]。涙液層はムチン層、水層、油層の3層から構成されており、いずれが障害されてもBUTの短縮が生じる。さまざまな原因でBUT短縮が起こり、それに伴う異物感を生じることが多いので異物感だけでなく不定愁訴のように複数の症状を訴える場合にはBUTを測定しておくと有用である。

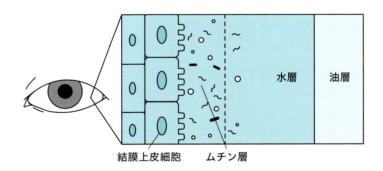

治　療

ドライアイや睫毛の接触による点状表層角膜症を認める場合は角膜上皮保護効果のあるヒアルロン酸点眼での治療を行う。ドライアイ治療の詳細については継続外来の項（168ページ）参照。

処方例

ヒアルロン酸ナトリウム点眼液（0.1％）1日4回

こんなときコンサルト

・上輪部角結膜炎では甲状腺疾患を合併することがあるので、甲状腺関連自
　己抗体を測定して異常があれば内科と連携して治療を行う。

・眼瞼けいれんでは抗精神病薬などの薬剤性があり、特にベンゾジアゼピン
　系の睡眠導入剤が原因となっていることがあるので処方医と連携して可能
　であれば薬剤変更などの対応が必要となることがある。

参考文献

1）島﨑潤ほか；ドライアイ研究会：日本のドライアイの定義と診断基準の改定（2016年版）．
　あたらしい眼科 34：309-313, 2017.

04 そう痒感

> **POINT**
> ・そう痒感をきたすのは基本的にアレルギー性疾患の可能性が高い。
> ・「眼がかゆい」という表現でも眼瞼と眼球のかゆみで想起すべき疾患が異なる。
> ・上眼瞼を翻転して観察するくせをつけるべきである。

主訴：そう痒感

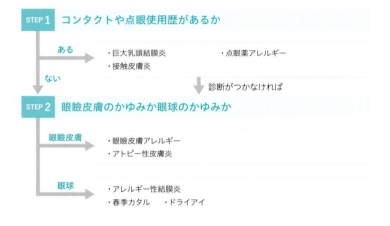

はじめに

　そう痒感とはいわゆる「かゆみ」のことで不快でわずらわしい感覚である。この症状は眼瞼皮膚や結膜のアレルギー性疾患に伴って見られることが多いが、ドライアイや眼瞼炎、点眼薬や防腐剤による薬剤毒性によっても生じることがある[1]。

　症状の詳細な部位の把握についても重要である。「目がかゆい」という症状であったとしても眼球や結膜がかゆいのか、眼瞼のかゆみが主体なのかを詳細に問診することは病状把握に役立つ。

STEP1 コンタクトや点眼使用歴がある場合

●鑑別疾患
巨大乳頭結膜炎　　　　　　　　　　接触皮膚炎
点眼薬アレルギー

　搔痒感を訴える患者においてはまずコンタクトレンズや点眼使用の有無を確認することが重要である。薬剤以外では眼周囲の化粧品に対しても接触皮膚炎を起こすことがある。

『Memo』
　裸眼視力が良い患者でもカラーコンタクトレンズを用いていたり、点眼使用はないと答えていても市販点眼は使用している場合もある。また、睫毛美容液として緑内障点眼を使用していることもあるので意識した問診が必要となる。

巨大乳頭結膜炎
　巨大乳頭結膜炎はコンタクトレンズ装用者の上眼瞼に生じることが多いアレルギー様の反応である。名前の通り巨大な乳頭形成を伴うのが特徴で「コンタクトがずれる」という症状はこの疾患に特異度が高い訴えである。治療は可能であればコンタクトを中止し、ステロイド点眼や抗アレルギー点眼を処方する。

処方例

フルオロメトロン点眼液（0.1%）1日4回
アレジオンLX®点眼液（0.1%）1日2回

点眼薬アレルギー
　点眼薬アレルギーを起こしやすい薬剤としては緑内障点眼薬、散瞳薬、フラジオマイシン含有の点眼・軟膏が挙げられる。新規使用の薬剤だけでなく、長年使用していた薬剤に対してアレルギーを発症することもあるので注意が必要である。

接触皮膚炎
　接触皮膚炎は刺激物質や抗原が皮膚に接触することで発症する皮膚炎であ

り、刺激物質による直接刺激によって引き起こされる一次刺激性接触皮膚炎と、抗原によるアレルギー反応で生じるアレルギー性接触皮膚炎に分けられる。

一次刺激性接触皮膚炎の原因としては化学物質や油、洗剤、石けんなどが挙げられる。アレルギー性接触皮膚炎の原因としては毛染め液やシャンプー、植物などが挙げられる。

治療は原因への暴露を避けて、ステロイド眼軟膏の塗布を行う。ステロイド含有の眼軟膏のうち、ネオメドロールEE®軟膏やリンデロンA®軟膏には抗菌薬のフラジオマイシンも含有されており、フラジオマイシン自体も接触皮膚炎の原因となるのでこれを含まないプレドニン®眼軟膏を用いるようにする。眼瞼へのステロイド製剤の塗布により眼圧上昇の副作用を生じる場合があるので必ず眼圧のモニタリングを行うようにする。

処方例

プレドニン®眼軟膏1日2回

STEP2 眼瞼皮膚のかゆみがある場合

●**鑑別疾患**
眼瞼皮膚アレルギー　　　　　アトピー性皮膚炎

眼瞼の症状としては皮膚の乾燥のみを呈する軽症例から、びらんや丘疹、苔癬化を認める重症例までさまざまである。アトピー性皮膚炎に伴う眼瞼炎の場合は、清潔と皮膚バリア機能の保持が重要であり軽症例にはプロペト®などのワセリンによる保湿が有効である。そう痒感が強い症例に対しては接触皮膚炎と同様にステロイド眼軟膏の塗布を行う。

処方例

プレドニン®眼軟膏1日2回

STEP3 眼球のかゆみがある場合

●鑑別疾患

アレルギー性結膜炎　　　　　　　ドライアイ
春季カタル

アレルギー性結膜炎

　アレルギー性結膜炎は抗原によって惹起されるⅠ型アレルギー反応に伴う
結膜の炎症性疾患であり、季節や気候変化により増悪・寛解する季節性アレ
ルギー性結膜炎と、症状が通年性の通年性アレルギー性結膜炎に分けられる。

処方例

> パタノール®点眼液（0.1%）1日4回
> または
> アレジオンLX®点眼液（0.1%）1日2回

『Memo』

　アレルギー性結膜炎で用いられるパタノール®やアレジオン®点眼には即効
性にそう痒感を抑える抗ヒスタミン作用と、長期使用に伴いそう痒感を予防
することができるケミカルメディエーター遊離抑制作用がある。これらの薬
剤の使い分けとしては、SCL装用下で使用できるかどうかと薬価が重要な要
素となる。

　パタノール®点眼液（0.1%）薬価：96.4円/mL、1日4回、SCL上から
点眼不可
　アレジオン®点眼液（0.05%）薬価：226.2円/mL、1日4回、SCL上か
ら点眼可能
　アレジオンLX®点眼液（0.1%）薬価：505.7円/mL、1日2回、SCL上
から点眼可能
　※薬価は2024年4月のもの

　上記のように点眼によって薬価が大きく異なる。筆者はSCLを使用して
いない患者では主にパタノール®を処方し、SCLを使用している患者ではア
レジオン®を用いるようにしている。また、アレジオンLX®は薬価が高いもの
の他の薬剤よりも効果持続時間が長くなっているため点眼回数を最小限にし
たい患者にも適する。このように点眼の特性だけでなく薬価も考慮した薬剤
選択も意識していただけると幸いである。

春季カタル

　アトピー体質の学童に好発し、結膜の増殖性変化や角膜輪部の変化が特徴的な疾患である。上眼瞼結膜に石垣状乳頭増殖と呼ばれる直径 1 mm 以上の巨大な乳頭増殖が見られる。乳頭から分泌された好酸球の浸潤により角膜潰瘍を形成することもありシールド潰瘍と呼ばれる。治療は他のアレルギー性疾患と違い、ステロイドよりも免疫抑制点眼薬を優先して用いる。軽症例に対しては抗アレルギー薬点眼とシクロスポリン点眼を併用し、重症例に対しては抗アレルギー点眼とタクロリムス点眼、ステロイド点眼を併用する。

処方例

・**軽症例**
　パタノール®点眼液（0.1%）1 日 4 回
　パピロックミニ®点眼液（0.1%）1 日 3 回

・**重症例**
　パタノール®点眼液（0.1%）1 日 4 回
　タリムス®点眼液（0.1%）1 日 2 回
　リンデロン®点眼液（0.1%）1 日 4 回

ドライアイ

　そう痒感の原因としてドライアイは想起しづらいが、ドライアイやマイボーム腺機能不全もそう痒感の原因となり得る。結膜乳頭形成などのアレルギー所見がなくドライアイ所見を認める場合はドライアイ治療で改善の可能性がある。

検　査

細隙灯顕微鏡検査

　眼瞼結膜、眼球結膜、角膜および眼瞼皮膚の観察が最も大切である。特に眼瞼結膜から得られる情報が重要であり、必ず眼瞼を翻転して上下の眼瞼結膜を観察する習慣をつけるべきである。

　アレルギー性疾患では眼瞼結膜の乳頭増殖を認めることが多く、乳頭増殖の程度や形状は診断だけでなく重症度の判定にも有用である。また、乳頭の観察にはフルオレセイン染色を行うことで範囲や程度が観察しやすくなる。

『Memo』

　アレルギー性疾患では眼瞼結膜に乳頭増殖を認めることが多いが、点眼薬アレルギーによる結膜炎では濾胞性結膜炎となることもあるので注意が必要である。濾胞形成＝ウイルス性結膜炎と決めつけずにその他の所見や病歴から判断するよう心がけるべきである。

こんなときコンサルト

・眼のそう痒感を訴える患者の中には、眼以外の掻痒感も伴うことがまれではない。

・中でもアトピー性皮膚炎患者は有病率が高く、重症例ではステロイドの局所投与だけでなく内服や免疫抑制剤の使用が必要な場合もある。

・特に顔面皮膚が苔癬化しているような重症例では、白内障や網膜剥離、円錐角膜などのリスクもあり、皮膚科医との連携が必要である。

参考文献

1) Stull C, et al：The prevalence and characteristics of chronic ocular itch：a cross-sectional survey. Itch 2：e4, 2017.

05 視野異常

> **POINT**
> ・視野障害がある場合は網膜もしくは視路疾患の可能性を考える。
> ・視野障害のonsetと随伴症状を特に意識して確認する。

主訴：視野異常

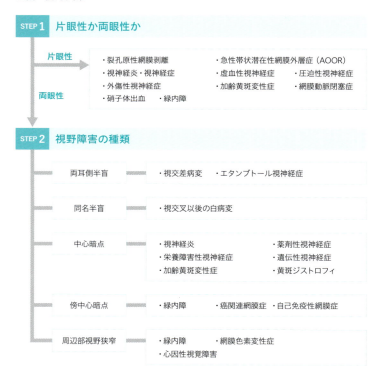

はじめに

　視野障害の主な原因は網膜疾患もしくは視路疾患が考えられる。視野障害の問診においてもOPQRSTAAAに沿った問診（13ページ参照）が有用であり、特にonsetと随伴症状が重要である。
　onsetについては例えば網膜色素変性症や開放隅角緑内障では慢性の経

過をたどるのに対して、裂孔原性網膜剥離や視神経炎、AZOORなどの疾患では急性の経過をたどる。また網膜動脈閉塞症や硝子体出血はsudden onsetで明確な発症時点が存在しており、癌関連網膜症では数週間～数ヵ月という亜急性の経過で視野障害が進行する。このように視野障害をきたす疾患では視野障害の進行経過によってある程度鑑別が可能であるので、onsetを詳細に問診し、その後のtime courseを想像できるように意識する。

随伴症状については眼球運動時痛が視神経炎に対して特異度が高い症状である。視神経に炎症がある状態で眼球運動を行うと視神経が引き伸ばされることで痛みを誘発する。視神経炎以外には甲状腺眼症に伴う視神経障害でも眼球運動時痛が見られることもある。

視野検査としてはゴールドマン視野計（GP）もしくはハンフリー視野計（30°もしくは10°）を用いて行うが、ぜひ検査前に対座法でおおまかな視野障害を把握できるようにしておくことをおすすめする。

STEP1　片眼性の場合

●鑑別疾患

裂孔原性網膜剥離	外傷性視神経症
急性帯状潜在性網膜外層症（AZOOR）	加齢黄斑変性症
視神経炎・視神経症	網膜動脈閉塞症
虚血性視神経症	硝子体出血
圧迫性視神経症	緑内障

片眼性か両眼性かというのが重要な鑑別点となる。片眼性の場合は網膜や視神経など視交叉までの病変が原因となるのが主なのに対して、両眼性の場合は視交叉以後の病変や全身性、薬剤性、遺伝性の疾患が原因となることが多い。

片眼性の場合はRAPDが陽性となる疾患も多いため、視野検査に加えて検査しておく。視神経炎や視神経症以外にもAZOORや網膜中心動脈閉塞症でもRAPDが陽性となることがあるので注意が必要である。

視神経炎や視神経症ではRAPDが陽性であり、中心暗点があることが共

通しており、鑑別に苦慮する症例もあるので、ぜひ time course を意識していただきたい。典型視神経炎では acute onset で 1 ～ 2 週間で視力が最低となり、その後は改善傾向となる。

これに対して非動脈炎性虚血性視神経症では発症時が最低視力であり、基本的には進行しない。また圧迫性視神経症では典型視神経炎のような改善が見られずに徐々に視野障害が進行する傾向にある。これらの典型的な time course からはずれた場合は自身の診断を再度見直す必要がある。

視野所見については視神経炎や加齢黄斑変性では中心暗点となるのに対して、虚血性視神経症や網膜動脈分枝閉塞症などでは視野の上半分もしくは下半分の欠損となり、水平線を超えない水平半盲となる。

裂孔原性網膜剥離では飛蚊症や光視症が前駆症状として存在していたり、明確に視野障害の経過を認識している（下のほうが見えづらく、徐々に見えない範囲が上に広がってきたなど）ことがあるので詳しく確認する。網膜と視野は上下左右反転して対応しているので、症状を詳細に確認することで、診察前に障害部位を推定することができる。

STEP2 両眼性視野障害がある場合

●鑑別疾患

・**両耳側半盲**
　視交叉病変
　エタンブトール視神経症
・**同名半盲**
　視交叉以後の視路病変
・**中心暗点**
　視神経炎
　薬剤性視神経症
　栄養障害性視神経症
　遺伝性視神経症
　加齢黄斑変性症
　黄斑ジストロフィ

・**傍中心暗点**
　緑内障
　癌関連網膜症
　自己免疫性網膜症
・**周辺部視野狭窄**
　緑内障
　網膜色素変性症
　心因性視覚障害

両眼性の視野障害は基本的に視交叉以降の病変もしくは、全身性疾患、遺伝性疾患などを考える。視野障害の形状によりある程度の原因疾患を推定で

きるので、代表的な疾患をここで述べる。

両耳側半盲

　両眼の耳側視野障害がある場合は視交叉中央の交叉線維の障害を考える。
原因としては下垂体腺腫や頭蓋咽頭腫、髄膜腫などの腫瘍性病変が多い。腫
瘍による圧迫では視交叉のちょうど中央病変であればきれいな両耳側半盲と
なるが多少のずれがあると典型的な視野所見とはならないので注意が必要で
ある。ときには、腫瘍が視交叉周囲を取り囲むような形状になると非交叉線
維のみが障害される両鼻側半盲となることもある。圧迫初期では周辺視野は
正常であったとしても、中心部のみに耳側半盲が出現していることもあるの
で中心部の耳側半盲を認めた場合にも頭部 MRI などの画像検査を積極的に
行う。

　腫瘍以外には視交叉部障害を起こしやすい視神経疾患としては視神経脊髄
炎とエタンブトール視神経症が挙げられる。視神経脊髄炎は中心暗点だけで
なく水平半盲や両耳側半盲など多彩な視野所見を呈するのが特徴で、視交叉
炎を合併した場合には耳側半盲となる。場合によっては片眼の中心暗点と反
対眼の耳側半盲などの所見を呈することもあるので注意が必要である。

　エタンブトール視神経症でも中心暗点となることが多いものの、両耳側半
盲となることもある。原因としては、エタンブトールには亜鉛のキレート作用
があり、長期投与で亜鉛が欠乏することで視交叉障害が起こっている可能性
が指摘されている。

同名半盲

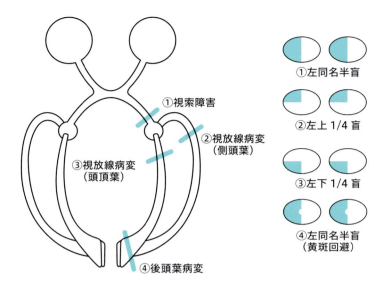

　視交叉で両眼の耳側視野に相当する線維が交叉するため、視交叉以後は同側の鼻側視野と反対側の耳側視野に相当する線維が一緒に走行する。そのため視交叉以後の視路障害があると病側と反対側の同名半盲を認める。上図の通り同名半盲は障害部位によっていくつかバリエーションが存在するため、視野障害パターンから病変部位の推定が可能である。視索病変では同名半盲だけでなく健側のRAPD陽性も見られる点も覚えておいて頂きたい（機序は見えづらさのRAPDの項参照、39ページ）。視放線は側頭葉を通る経路と頭頂葉を通る経路に分かれており、特に側頭葉経路はマイヤーループと呼ばれる。それぞれが障害されると4分の1視野の同名半盲が見られ、障害部位特異性の高い所見である。後頭葉の病変では視索障害と同様に同名半盲が見られるが、黄斑部線維が保たれると黄斑回避型の同名半盲となる。また、障害部位によっては黄斑線維のみが障害される同名半盲となることもある。

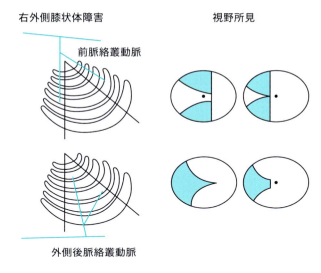

外側膝状体障害による視野障害は上記同様に障害部位と反対側の同名半盲となるが、特殊な視野障害を呈する。外側膝状体は上図の通り、主に前脈絡叢動脈と外側後脈絡叢動脈から栄養されており、これらの虚血により特徴的な視野障害を呈する。前脈絡叢動脈は外側膝状体周辺部を栄養しているため虚血により上下扇形の視野欠損となり、外側後脈絡叢動脈は中心部を栄養しているため虚血により楔形同名半盲となる。

中心暗点

両側視神経障害により両中心暗点をきたす。両眼性の視神経炎では視神経脊髄炎やMOG関連視神経炎の可能性を考える。また、栄養障害性視神経症やエタンブトールによる薬剤性視神経症などの全身状態に関与する疾患でも両眼性の視神経障害を認める。他にはレーベル遺伝性視神経症などの遺伝性疾患でも両眼性に視神経障害が見られることが多い。両眼性視神経障害では対光反射の減弱は認めるものの、視神経障害の程度に左右差がなければRAPDは陰性となることもあるので注意が必要である。

視神経以外の病変については加齢黄斑変性症や黄斑ジストロフィなどの黄斑部病変でも両中心暗点となることがある。特にオカルト黄斑ジストロフィではOCTで黄斑部のわずかなEllipsoid zoneの不明瞭化しか手がかりがない場合もあるので注意が必要である。実際筆者も、両眼性の視神経障害として紹介を受けた患者で視神経萎縮やGCC菲薄化が明らかでなかったため多局所ERG検査を行うことでオカルト黄斑ジストロフィを診断することができた経験がある。

傍中心暗点

　両傍中心暗点は癌関連網膜症を含む自己免疫性網膜症や、緑内障などで見られる視野障害である。開放隅角緑内障と自己免疫性網膜症では疾患のスピード感がまったく異なっており、開放隅角緑内障は数ヵ月から数年単位で進行する疾患なのに対して、自己免疫性網膜症は数週間から数ヵ月単位で進行する。ときには自覚症状が不明瞭で診断に苦慮する場合があるが、緑内障では網膜の神経線維の障害が見られるのに対して、自己免疫性網膜症では視細胞障害が見られるので、視野障害に相当する部位をOCTで観察することで鑑別することが可能である。

周辺部視野狭窄

　周辺部視野狭窄の原因疾患としては緑内障や網膜色素変性症などが挙げられる。心因性視力障害では視野が極端に狭くなる求心性狭窄や、視野を測定している間に見える範囲が狭くなるらせん状視野が見られる。しかし、心因性視力障害では非典型な視野障害となることもあり、基本的には他の疾患の可能性を除外した上で診断する必要があるので注意が必要である。

検　査

対座法

　診察室で患者と向かい合って座り、片眼ずつ手で覆った状態で検者も同側の眼を閉じる。患者には検者の鼻あたりを見続けていただき、右上、右下、左上、左下あたりで指を動かして見えるかどうかを確認することで簡易的に視野障害の有無を調べることが可能な方法である。筆者はこれだけでなく細かく指の位置を変えながら確認し、暗点を疑う箇所があればGP検査の要領で見えない範囲を調べることで検査前に視野欠損の形状を推測するようにしている。

GP、ハンフリー視野計

　一般的に視野異常の存在を疑った場合にはGPが周辺視野まで詳細に評価することが可能なので有用である。しかしGPは検者によって結果にばらつきがあり、熟練が必要なデメリットが存在するのでクリニックの外来などではハンフリー30-2が行いやすい。ハンフリーだと周辺視野が評価しづらいので周辺視野の障害を疑う場合にはどこかで一度はGPを行えるようにしたい。

　視力障害があるにも関わらずGPやハンフリー30-2で中心暗点がはっき

りしない場合は、ハンフリー 10 - 2 での詳細な評価がおすすめである。ハン
フリー 10 - 2 でも異常がない場合は視力障害自体が疑わしい可能性もあるの
で日を変えての視力再検を行う。

こんなときコンサルト

・acute や sudden onset の視野障害では早急な治療が必要な疾患も存在
するので注意が必要である。視神経脊髄炎であればステロイドパルス療法
だけでなく血漿交換療法やガンマグロブリン大量療法を早期に行う必要が
あるので視神経炎を疑った場合には上記治療が可能な施設へ紹介する。

・エタンブトール視神経症を疑った場合はエタンブトール内服中止が必要と
なるので担当医と密接な連携が必要である。エタンブトールは抗結核薬で
あるが、近年は非定型抗酸菌症に対して長期間エタンブトールを処方する
例が増えてきているので眼科医としても注意が必要である。また、非定型
抗酸菌症治療に用いられるリファブチンが原因であるぶどう膜炎もしばし
ば報告されているのでこちらの出現にも注意して経過観察が必要である。

・脳梗塞や脳腫瘍などによる視野障害を疑う場合は頭部 MRI 検査を行うか、
同名半盲が明らかなのであれば画像検査も含めて脳神経外科へ紹介する。

06　変視・歪視

> **POINT**
> - 物がゆがんで見えるという症状では網膜・黄斑疾患を想定する。
> - OCT が鑑別で重要で、浮腫がある場合は嚢胞様なのか漿液性網膜剥離なのかを分けて鑑別する。
> - OCT で異常がないように見えても、EZ のみの異常がある場合があるので見落とさない。

主訴：変視・歪視

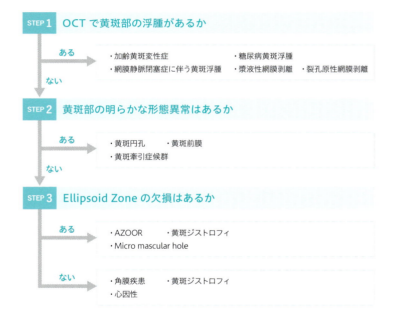

はじめに

　物がゆがんで見えるという変視・歪視では基本的に黄斑部や網膜の異常が見られる可能性が高い。特に黄斑部の浮腫によって生じることが多く、黄斑部の視細胞の配列が乱れることで脳が認識する映像にもゆがみを生じる。

変視症には物がゆがんで見える症状以外にも、物が小さくまたは大きく見えるという症状も含まれる。これらの症状は黄斑部の視細胞の密度が変化することで生じる。黄斑前膜では膜の収縮により網膜の視細胞密度が上昇することで、実際よりも大きく見える大視症を生じる。一方で中心性漿液性網脈絡膜症では漿液性網膜剥離によって網膜が伸展して視細胞密度が減少するため、実際よりも小さく見える小視症を生じる。また、黄斑円孔では中心部の視細胞が円孔辺縁部に移動するため、中心部に集まったような特殊な見え方となる。

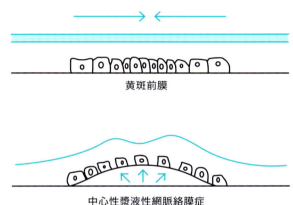

黄斑前膜

中心性漿液性網脈絡膜症

STEP 1 OCTで黄斑部の浮腫がある場合

● 鑑別疾患

加齢黄斑変性症　　　　　　　漿液性網膜剥離
糖尿病黄斑浮腫　　　　　　　裂孔原性網膜剥離
網膜静脈閉塞症に伴う黄斑浮腫

黄斑浮腫は以下の3種類に分けられる。

・嚢胞様黄斑浮腫
・網膜剥離（漿液性・裂孔原性）
・網膜色素上皮剥離

嚢胞様黄斑浮腫

網膜静脈閉塞症や糖尿病黄斑浮腫などに見られる所見である。主に末梢血管障害による内側血液網膜関門の破綻から生じる病態で、内顆粒層と外網状層あたりに浮腫を認める。網膜内層は網膜血管、外層は脈絡膜血管由来の栄養を受けており、それらの境界である内顆粒層と外網状層あたりに毛細血管の末梢が存在する。そのため、網膜静脈閉塞症や糖尿病網膜症などの血管障害では毛細血管末梢から水が漏れるため嚢胞様黄斑浮腫を生じる。上記以外にもぶどう膜炎などによる血管障害でも同様に嚢胞様黄斑浮腫を認めることがある。

網膜剥離

漿液性網膜剥離は中心性漿液性網脈絡膜症などに見られる所見である。外側血液網膜関門を形成する網膜色素上皮の機能異常によって生じる病態で、感覚網膜と網膜色素上皮の間に浮腫を認める。内境界膜〜視細胞層までをまとめて感覚網膜と呼び、これは発生において眼杯内板由来なのに対して網膜色素上皮は眼杯外板由来である。発生学的に別の由来を持つため感覚網膜と網膜色素上皮の間では接着が弱いため剥離しやすく、漿液性網膜剥離は容易に移動する。そのため同部位に出血を生じる網膜下出血でも容易に移動するため、硝子体内ガス注入術による血腫移動術が適応となる。

裂孔原性網膜剥離は網膜裂孔を通じて液化した硝子体が網膜下へ流入することで発症する（網膜剥離の項（192 ページ）参照）。漿液性網膜剥離と同様に感覚網膜と網膜色素上皮の間で剥離が起こる。

網膜色素上皮剥離（PED）

網膜色素上皮の基底膜と Bruch 膜の内膠原線維層が浸出液や血液の貯留によって分離した状態である。脈絡膜の透過性亢進や脈絡膜新生血管によって生じる病態である。PED は AMD の前駆病変であるとも考えられている。また、CSC でも PED が見られることがある。

このように一言で黄斑浮腫といっても、網膜のどの層に浮腫を生じているかによって病態が異なるため、上記 3 つのうちどこに分類されるかを意識して OCT を確認する必要がある。

┌『Memo』─────────────────────────
黄斑円孔や黄斑部剥離を伴う裂孔原性網膜剥離に対して過去に手術を行っており、OCT で形態的に治癒していたとしても変視が残っている場合がある。治療から時間が経っている場合、患者自身が忘れていることもあるので治療

歴がある可能性も念頭において周辺部の眼底観察を行ったり、患者本人やご家族へ詳細な問診を行う必要がある。

STEP 2　黄斑部の明らかな形態異常がある場合

● **鑑別疾患**
　黄斑円孔　　　　　　　　　黄斑牽引症候群
　黄斑前膜

　黄斑部の浮腫以外でも黄斑形態異常を引き起こす疾患があると、変視や歪視の原因となる。具体的には黄斑円孔、黄斑前膜、黄斑牽引症候群などが挙げられる。
　前述の通り、黄斑前膜では変視・歪視の他に前膜によって視細胞が黄斑部に集まることにより大視症を生じることがあるのに対して黄斑円孔では黄斑部の視細胞が周辺に移動しているため、次図のように中央の視界がまん中に集まったような特徴的な変視症が見られる。

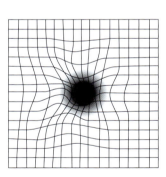

STEP 3　Ellipsoid Zone の欠損がある場合

● **鑑別疾患**
　AZOOR　　　　　　　　　　　　micro macular hole
　黄斑ジストロフィ

　OCTで明らかな形態的異常を認めなかったとしても、詳しく観察すると網

膜外層、特に ellipsoid zone の欠損を認める場合がある。その場合には AZOOR や黄斑ジストロフィ、micro macular hole などの疾患を考える。

AZOOR

見えづらさ（34 ページ）参照。

黄斑ジストロフィ

オカルト黄斑ジストロフィなどの疾患では黄斑部の ellipsoid zone の欠損を認める場合がある。症例によっては ellipsoid zone も保たれており、局所 ERG や多局所 ERG が診断に必要な場合もあるので鑑別に挙げて検査する必要がある。

micro macular hole

OCT で ellipsoid zone の微小な欠損を認める疾患で視力低下や変視症状を認める。原因としては鈍的外傷や日食観察やレーザーポインター等による光外傷、硝子体牽引などが関与する可能性がある。基本的には進行しないため経過観察を行う。

STEP4　OCT で異常を認めない場合

●鑑別疾患

角膜疾患　　　　　　　　　　　　　心因性
黄斑ジストロフィ

OCT で異常を認めないオカルト黄斑ジストロフィも存在するため鑑別に入れておく必要がある。黄斑部の疾患が存在しない場合は角膜疾患や心因性の可能性も存在する。これらはあくまで除外診断で行い、OCT ですみずみまで精査を行った上で判断する必要がある。筆者の経験では症状の変動する局所的な変視症を訴える患者において、OCT で異常を認めず、ドライアイ治療により症状消失した症例も存在した。

検 査

Amslerチャート

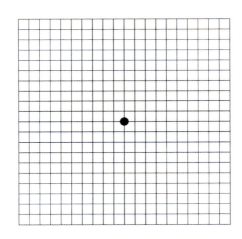

　視野の中心10°以内の視野異常を簡便に検出することができる検査である。変視症の検出で用いられることが多いが中心暗点や傍中心暗点の検出も可能である。

　検査は片眼を遮蔽して30cmの距離で検査表の中心を固視し、中心の固視点が見えるか、格子が見えない部分はないか、ゆがみはあるか、格子サイズは均一かなどを判定する。

　眼科外来での検査だけでなく、患者本人が自宅で簡易的にセルフチェックするにも有用な検査である。

M-CHARTS®

　AmslerチャートはM視の存在を確認するための定性検査であるのに対して、M-CHARTS®は変視の程度を定量することが可能な検査である。

> **こんなときコンサルト**

・裂孔原性網膜剥離や黄斑前膜、黄斑円孔など硝子体手術が必要な疾患の場合は手術可能な施設へ紹介する。また、黄斑浮腫を引き起こす加齢黄斑変

性症、網膜静脈閉塞症、糖尿病網膜症では抗 VEGF 薬の硝子体内注射が必要なのでこちらも治療可能な施設へと紹介する必要がある。

07 羞明

POINT

- 羞明を感じる原因は光が強くなる、網膜の感受性の異常、脳や心因性の問題に大別される。
- 中間透光帯の混濁や炎症細胞が存在すると光の反射や散乱により羞明の原因となる。
- 網膜では杆体細胞が障害されても、錐体細胞が障害されても羞明の原因となる。

主訴：羞明

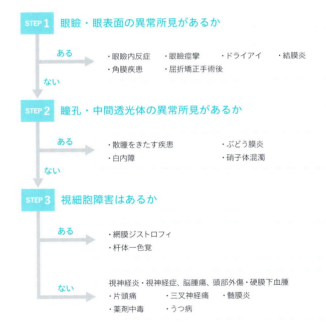

STEP 1 眼瞼・眼表面の異常所見があるか

ある
- 眼瞼内反症　・眼瞼痙攣　・ドライアイ　・結膜炎
- 角膜疾患　　・屈折矯正手術後

ない

STEP 2 瞳孔・中間透光体の異常所見があるか

ある
- 散瞳をきたす疾患　　・ぶどう膜炎
- 白内障　　　　　　・硝子体混濁

ない

STEP 3 視細胞障害はあるか

ある
- 網膜ジストロフィ
- 杆体一色覚

ない
- 視神経炎・視神経症・脳腫瘍・頭部外傷・硬膜下血腫
- 片頭痛　　・三叉神経痛　・髄膜炎
- 薬剤中毒　・うつ病

はじめに

　羞明とは、通常は苦痛を感じない光量に対して、不快感や見えにくさを生じる状態である。まぶしいという症状が一般的であるが、見えづらい、ぼや

ける、眼を開けているのがつらいといった症状を訴える場合もあるので詳細
な問診が重要である。

　羞明を引き起こす原因としては、眼内に入る光の増強、網膜の感受性の異
常、視路や脳の異常、その他の異常に分けられる。

　眼内に入る光が増強する原因としては、角膜上皮障害や中間透光帯の混濁、
炎症細胞の存在などによる光の散乱が挙げられる。他には散瞳を引き起こす
疾患や薬剤も原因となる。

　網膜の感受性の異常は、主に杆体細胞や錐体細胞に異常を起こす網膜ジス
トロフィ等の疾患が原因となる。

　視路や脳の異常としては、視神経炎や脳腫瘍、片頭痛などが挙げられる。

　その他の異常としては、心因性や眼球使用困難症も含まれる場合がある。
前眼部炎症などで光刺激により疼痛を生じる場合や光を避けたがる感覚を生
じることもある。

STEP1　眼瞼・眼表面の異常所見があるか

●鑑別疾患

眼瞼内反症	結膜炎
眼瞼	角膜疾患
ドライアイ	屈折矯正手術後

　細隙灯顕微鏡検査ではまず低倍率でディフューザーを用いて全体の形態学
的異常を観察した後に、倍率を上げて前眼部所見を観察し、最後にフルオレ
セイン試験紙を用いて角結膜上皮の障害や涙液の状態を観察する。角膜上皮
障害や BUT 低下があると眼表面がスムーズではなくなり光が乱反射するこ
とで光刺激亢進の原因となる。

　また、LASIK などの屈折矯正手術の既往があると高次収差による羞明を
きたしている可能性がある。症状としては夜間に光を見た際に halo と呼ば
れる光の輪を自覚することが多く、その他にもさまざまな羞明感を生じる。
LASIK 眼は意識して観察しなければ見落としてしまうこともあるので、事前
に問診でも確認するようにする。

　眼瞼けいれんでも過剰な羞明を自覚する症例があり、疑った場合には瞬目
テストなどで確認する（瞬目テストについては 123 ページ参照）。特に重症
感が強いもしくは難治性の羞明では眼瞼けいれんが原因となっていることが

多い印象である。

STEP2 瞳孔・中間透光帯の異常所見があるか

●鑑別疾患

散瞳をきたす疾患　　　　　　　　白内障
ぶどう膜炎　　　　　　　　　　　硝子体混濁

散瞳をきたす疾患

　散瞳状態になると明所で過剰に光が眼内へ入るために羞明を引き起こす。原因としては瞳孔緊張症や動眼神経麻痺、薬剤性などが挙げられる。特に片眼性の散瞳で眼瞼下垂を伴う時は内頸動脈−後交通動脈分岐部動脈瘤の除外のため頭部 MRI 検査を行うべきである（動眼神経麻痺については眼瞼下垂の項（99 ページ）参照）。薬剤性の原因としては散瞳剤の影響が考えられるが、近年は小児に対して近視進行抑制のために低濃度アトロピン点眼を使用することも増えており、薬剤使用状況についても確認する。その他両眼の散瞳ををきたす場合は Parinaud 症候群も考えられるので上方注視麻痺などを伴う場合は頭蓋内病変の精査を行う。

ぶどう膜炎

　前房内や硝子体内の炎症細胞の存在により、光の散乱が起こることが原因の一つと考えられる。また、虹彩毛様体の炎症がある状態で対光反射によって縮瞳が起こると痛み刺激を誘発することが羞明の原因となっている可能性もある。

中間透光帯の混濁

　白内障や硝子体混濁などの中間透光帯の混濁があると、光の散乱が起こり羞明を引き起こす。白内障の初期症状として羞明は頻度が高い症状で、矯正視力低下が出現する前でも「自動車のヘッドライトがまぶしい」等の訴えがあることが多い。

STEP3 視細胞障害がある場合

● 鑑別疾患
網膜・黄斑ジストロフィ　　　　　　杆体一色覚

網膜や黄斑部の異常

　網膜色素変性症や錐体ジストロフィなど網膜の視細胞が変性するような疾患では異常羞明が見られる。機序は不明瞭な部分もあるが、視細胞変性に伴い神経節細胞が過敏性を獲得することで羞明を感じている可能性がある。杆体細胞の障害でも、錐体細胞の障害でも羞明を感じるというのは興味深い。その他の疾患としては AZOOR 類縁疾患では網膜外層障害が起こり、障害部位と一致した異常光視症を認めるのが特徴的である。

STEP4 その他の場合

【眼底異常所見なし】

● 鑑別疾患
視神経炎・視神経症	髄膜炎
脳腫瘍	頭部外傷、硬膜下血腫
片頭痛	薬剤中毒
三叉神経痛	うつ病

視路疾患

　視神経炎など視覚に関する経路の障害に羞明を伴うこともある。前部視神経炎では視神経乳頭腫脹を認めるが、球後視神経炎や脳梗塞など眼底異常所見を伴わない視路疾患も存在するため視野障害など特徴的な所見を伴う場合には積極的に頭部 MRI 検査を行う。

中枢性羞明

　眼球や視路に異常がない羞明を中枢性（非眼球性）羞明と呼ぶ。原因としては髄膜炎や頭部外傷、脳腫瘍、片頭痛などが原因となる。これらの羞明は髄膜刺激症状や脳硬膜に分布する侵害受容器の刺激症状などと考えられて

いるが詳細は不明である。

検査と治療

OCT

網膜の視細胞が障害されるような疾患では、一見するとOCTの形態的異常を認めないように見えるが、詳細に観察するとellipsoid zoneの不明瞭化が見られる。この網膜外層障害が診断の手がかりとなることがあるので、わずかな異常でも疑った場合はアーチファクトだと切り捨てずに複数回検査を行うなど再現性を確かめる必要がある。

網膜電図（ERG）

ERGは網膜が光刺激に反応した際の電位を測定する検査であり、網膜機能を他覚的に測定することができる。異常な羞明を訴える患者には一定数網膜変性疾患が含まれるため、明確な原因疾患が不明な場合はERGを考慮する必要がある。ERGの正常波形を次図に示す。

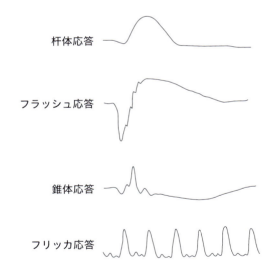

検査は20分間暗順応した状態で開始し、まずは杆体細胞のみが反応するレベルの弱い光で杆体応答を測定する。次に強い光で杆体細胞と錐体細胞両者由来のフラッシュ応答を測定する。最後に明順応後に錐体応答とフリッカ応答を測定する。つまり杆体応答は杆体細胞の、フラッシュ応答は杆体細胞と錐体細胞やその他の網膜機能の、錐体応答とフリッカ応答は錐体細胞の機

能を反映している。

　杆体細胞の機能障害があれば杆体の波形減弱が起こり、錐体細胞の機能障害があれば錐体応答やフリッカ応答の波形減弱が起こる。一方でフラッシュ応答は視細胞だけでなくアマクリン細胞や双極細胞など網膜機能全体を反映するため波形の種類も多彩で得られる情報が多いため特に重要である。フラッシュ応答の各種波形と対応する細胞を次図に示す。

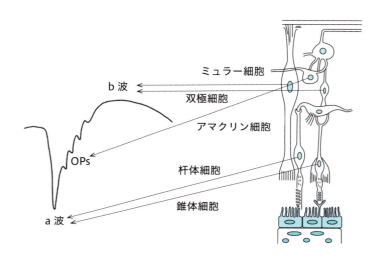

　まず初めに下側に出る波が a 波、そのあとジグザグの波が律動小波（OPs）、その後に続く上向きに盛り上がる波を b 波と呼ぶ。それぞれ a 波は視細胞、OPs はアマクリン細胞、b 波は双極細胞からの電位を反映している。

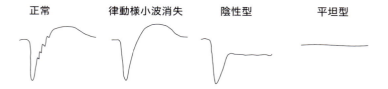

　フラッシュ ERG の異常所見としては主に上記 3 種類に分類される。OPs の消失はアマクリン細胞の障害を示唆しており、糖尿病網膜症や網膜静脈閉塞症などの毛細血管障害を伴う疾患で見られることが多い。

　陰性型は a 波が出る前の波の位置よりも b 波位置が低い状態を指し、双極細胞の障害による b 波の減弱を示唆する。双極細胞に障害を受ける先天性停在性夜盲などの疾患や網膜内層全体が障害される網膜動脈閉塞症などで見ら

れる。双極細胞の異常がなくても先天性網膜分離症では内層と外層が分離することで、視細胞からの刺激が双極細胞へ届かなくなり陰性型の波形となる。その他としては暗順応が不十分であったり、暗順応時間が延長する小口病でも陰性型のフラッシュ波形を認める。

平坦型のフラッシュ波形は杆体、錐体細胞両方の障害によりすべての波形が消失することで見られる。原因疾患としては網膜色素変性症が最も有名である。網膜色素変性症では比較的初期から平坦型波形となる。

対光 –近見反応解離（light–near dissociation）

散瞳をきたす瞳孔緊張症やパリノー症候群では対光反射の障害はあるものの、近見反応に伴う縮瞳は保たれるため、近方視をすると徐々に時間をかけて縮瞳が得られる。これを対光 –近見反応解離と呼ぶ。対光反射の経路と近見反応に伴う経路が違うことからこのような所見を生じ、動眼神経麻痺では対光反射も近見反応でも縮瞳障害があるので鑑別に有用である。

こんなときコンサルト

・眼球性の羞明を除外した上で、中枢性の羞明を疑った場合には専門科へ紹介する。原因が不明瞭であったり重症感が強い場合には眼瞼けいれんやその類縁疾患の可能性があり、特に精神科領域の基礎疾患や向精神病薬と関連することも多いので、精神科紹介や外来担当医との密接な連携が重要となる。自身の施設で治療が困難な場合が、経験豊富な神経眼科医へ紹介する。

08　光視症・閃輝暗点

> **POINT**
- 視野の一部が光るもしくは光の筋が見えるのが光視症、ギザギザの光が視界を邪魔するのが閃輝暗点。
- 光視症の最も多い原因は網膜の牽引によるものである。
- 光視症に続発して視力や視野障害が出現した場合はAZOORを考える。

主訴：光視症・閃輝暗点

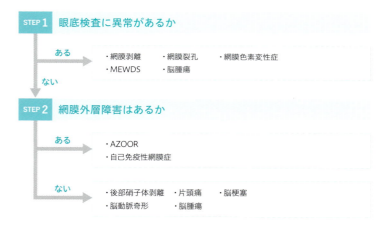

はじめに

「視野の一部が光る」、「眼を閉じても光の筋が見える」、などといった症状を訴える患者にはしばしば遭遇する。いかなる場合でもまず問診が重要である。

光視症においてもOPQRSTAAA（13ページ参照）に沿った確認が有用で、特に具体的な光視症の性状、発症時期や持続時間、出現頻度などは必ず確認すべきである。

光視症と閃輝暗点については問診でもある程度推定することが可能であり、視野の一部が光るもしくは光の筋が見えるのが光視症、ギザギザの光が視界を邪魔するのが閃輝暗点と大まかに理解しておくと良い。

光視症の性状も疾患によって差があり、「視界の端に光が走る・眼を閉じていても雷のような光が見える」といった瞬間的な光視症は後部硝子体剥離や網膜裂孔など網膜の牽引による症状の可能性が高い。これは網膜に牽引がかかった際に、その物理刺激を光刺激と誤認することが原因と考えられる。一方で「視野の一部ないし全体がキラキラ光る」という症状は単発ではなくしばしば持続性で網膜色素変性症や急性帯状潜在性網膜外層症（AZOOR）で見られる症状である。

閃輝暗点はしばしば光の歯車のようなものが見えると表現され、芥川龍之介は自身の小説「歯車」の中で「歯車は次第に数を殖やし、半ば僕の視野を塞いでしまう、が、それも長いことではない、暫らくの後には消え失せる代りに今度は頭痛を感じはじめる。」と表現している。光視症は片眼性に起こることが多いが、閃輝暗点は基本的に両眼性であるのでこちらも診断の一助となる情報である。

問診だけで診断を行うことができるわけではないが、この段階で診断のおおよその予想を立てることができる。その予想をもとにSTEP1以降で診断を絞り込んでいく上で自身の予想に合わない所見を認めた際にはその所見を無視することなく丁寧に鑑別を進めていく必要がある。

STEP1 眼底検査に異常がある場合

●鑑別疾患

網膜剥離	MEWDS
網膜裂孔	脳腫瘍
網膜色素変性症	

眼底検査では網膜剥離や網膜裂孔の有無を確認する必要があるので、散瞳した上で周辺部まで詳細な眼底検査を行う。また、散瞳後に細隙灯顕微鏡で前部硝子体を観察して、タバコダストの有無を確認するのも診断の一助となる。

網膜色素変性症を代表とする網膜ジストロフィや、多発一過性白点症候群（MEWDS）などのAZOOR類縁疾患では視野障害と一致した異常光視症を訴えることがある。網膜色素変性症では光視症が数年単位で持続することや、両眼が光覚弁なしとなってから発症することもある。MEWDSでは後述のAZOORと同様に視力障害や視野障害に先行して、視野の一部がキラキラするという異常光視症が見られ、数日後から視力・視野障害を引き起こす。

閃輝暗点は片頭痛の前駆症状ではあるが、脳腫瘍や脳血管障害によっても引き起こされる場合があるので注意が必要である。眼底検査でうっ血乳頭を伴う場合には脳腫瘍を疑い頭蓋内精査を行う。

STEP2 網膜外層障害がある場合

●鑑別疾患
AZOOR 自己免疫性網膜症

眼底所見が一見正常であったとしてもOCTで網膜外層障害を認める場合にはAZOORもしくは自己免疫性網膜症を考える。視野の一部がキラキラしはじめ、数日後には同部位の視野障害を引き起こすのが特徴的である。多局所網膜電図（ERG）検査を行うと、外層障害部位と一致した反応低下を観察することができる。

STEP3 その他の場合

●鑑別疾患
後部硝子体剥離 脳動脈奇形
片頭痛 脳腫瘍
脳梗塞

後部硝子体剥離
眼科的な特記異常所見を認めない場合の光視症の原因としては後部硝子体剥離や硝子体牽引によるものが最も多い。これは網膜への物理的刺激を光刺激として脳が誤認することが原因である。特に治療は不要であるが、硝子体牽引が強い場合には今後網膜裂孔や網膜剥離を発症する可能性があるので経過観察を行い、飛蚊症の増悪や視野障害を認めるようになった場合は再診頂くように説明しておくべきである。

閃輝暗点
片頭痛の前駆症状としての閃輝暗点が有名であるが、頭痛を伴わない閃輝暗点も存在する。原因としてはストレスや睡眠不足だけでなく脳腫瘍や脳血

管障害などの疾患でも認める場合がある。このように頭蓋内疾患が隠れている可能性があるので頭部 CT や MRI 等の精査を検討すべきである。

検　査

　視力・眼圧など一般的な眼科検査を行った後にまず診察する。

　詳細な問診を行った上で RAPD を確認しておく。

　特に視力障害を伴う場合には必須で、今回鑑別疾患には入れていないものの視神経炎や脳腫瘍による圧迫性視神経症などの可能性も考慮して検査を行う。

　RAPD を確認した後に散瞳下での眼底検査を行う。特に硝子体による牽引や後部硝子体剥離の有無、裂孔や網膜剥離の存在などに注意して観察する。また、OCT での網膜外層障害についても確認する。

　これらの検査で異常を認めない場合や、閃輝暗点を疑う場合には頭部 CT や MRI などによる頭蓋内精査を考慮する。

こんなときコンサルト

・閃輝暗点は基本的に眼疾患ではなく、片頭痛や脳腫瘍、脳血管障害などによる症状の可能性が高い。片頭痛は頭痛だけでなく光過敏や音過敏も伴い生活の質を損なう疾患であるので、鎮痛だけでなく予防治療も含めて診療経験のある医師へコンサルトすべきである。

・また、見のがしてはいけない疾患として脳腫瘍や脳血管障害がある。特に頭痛を伴わない閃輝暗点では一度は頭蓋内検査を行い、異常を認めた際には脳神経外科へコンサルトする。

09 複視

POINT
・複視を見たらまず単眼性か、両眼性かを確認する。
・単眼性の場合は頭蓋内疾患よりも眼疾患の可能性が高まる。
・眼球運動障害がある場合は神経支配に沿うかどうかが鑑別に重要である。

主訴：複視

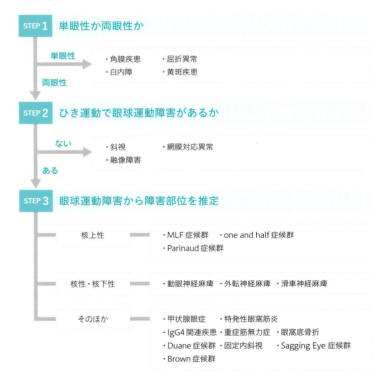

STEP 1　単眼性か両眼性か

●鑑別疾患
　角膜疾患　　　　　　　　　　　　白内障
　屈折異常　　　　　　　　　　　　黄斑疾患

　複視を訴える患者では、まず片眼で見ても複視があるのか（単眼性複視）、片眼ではそれぞれ問題ないが両眼で見たときに複視があるのか（両眼性複視）を確認する。

　複視と聞くと、頭蓋内疾患の可能性がよぎるかもしれないが、単眼性複視の場合は眼球運動障害を伴わないことが多く、上記のような眼疾患による可能性が高い。

　単眼性複視の原因としてはドライアイやそれに伴う角膜びらん、屈折異常や白内障の進行によるものが多数を占めている。

　単眼性複視患者の診察では、眼表面や前眼部の観察が重要で、特にフルオレセイン染色を用いて角膜上皮障害やドライアイの有無の観察は必ず行うべきである。「テレビを見ていたら画面が二重に見えた」といった主訴で眼球運動も詳しく評価せずに頭部 CT や MRI 検査が行われているような症例もまれにあるが、単眼性複視かつ眼球運動障害がない場合はドライアイ治療のみで改善する可能性も十分にある。単眼性か両眼性かを確認することなく安易に頭蓋内精査を行うことは慎むべきである。

　両眼性複視の場合には具体的にどのようなときに複視があるのか、複視は左右なのか上下なのかなど詳細に問診する。特にどの方向を見た際に複視が増悪するか、いつ複視が増悪するかといった情報は重要であり、後述の検査のコツを参考にしていただければと思う。

STEP 2　ひき運動で眼球運動障害があるか

●鑑別疾患
　斜視　　　　　　　　　　　　　　網膜対応異常
　融像障害

両眼性複視がある場合には、むき運動だけでなくひき運動での眼球運動障害の有無も確認する。斜視がある場合にむき運動で眼球運動を評価した場合には一見すると眼球運動障害があるように見えてもひき運動では眼球運動がない場合がある。例えば外斜視ではむき運動では斜視眼の内転障害があるように見えるが、ひき運動では眼球運動障害は認めない。

　斜視があったとしても必ず複視を訴えるわけではなく、特に先天性の場合は斜視眼に抑制がかかっていることが多い。しかし先天性斜視があったとしても、斜視の程度変化や疲労による代償不全などによって両眼性複視を自覚するようになることもある。

STEP3　眼球運動障害から障害部位を推定

●鑑別疾患
- **核上性**
  - MLF 症候群
  - one and a half 症候群
  - Parinaud 症候群

- **核性・核下性**
  - 動眼神経麻痺
  - 外転神経
  - 滑車神経麻痺

- **その他（神経筋接合部、筋性）**
  - 甲状腺眼症
  - 特発性眼窩筋炎
  - IgG4 関連疾患
  - 重症筋無力症
  - 眼窩底骨折
  - Duane 症候群
  - 固定内斜視
  - Sagging eye 症候群
  - Brown 症候群

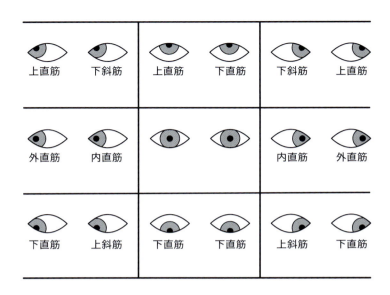

・動眼神経：上直筋（上枝）、内直筋（下枝）、下直筋（下枝）
・滑車神経：上斜筋
・外転神経：外直筋

　眼球運動障害がある場合には、神経支配に沿うかどうかをまず考える。各外眼筋の主な作用方向と神経支配は上記の通りである。
　神経支配に沿う場合は核性や核下性の障害を考え、沿わない場合は核上性や神経筋接合部や筋性の障害を考える。神経支配に沿う場合でも神経筋接合部や筋性の障害の可能性もあるため下記の特徴を意識しながら鑑別を進める。

核上性
　動眼・滑車・外転神経核よりも上位の障害によって起こる眼球運動障害で、主に水平眼球運動中枢の障害によるものと、垂直眼球運動中枢の障害によるものに大別される。

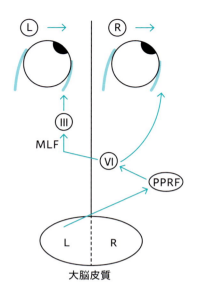

　水平眼球運動中枢の詳細はシェーマの通りである。右方視をしようとする際は左の大脳皮質からの指令が右傍正中橋毛様体（PPRF）へ刺激が伝わり、同側の右外転神経核と対側の左内側縦束（MLF）を経由して左動眼神経核へ伝えることで両側の眼球が右を向く。
　右PPRFが障害されると両眼とも右が向けなくなるのに対して、左MLFが障害された場合は左眼の右方視、つまり内転障害のみが見られる。これらの障害では左眼の内転障害が生じるが、輻輳は問題なく行える。これは水平眼球運動と輻輳の経路が違うからで、動眼神経麻痺では輻輳も行えないため重要な鑑別点となる。

　垂直眼球運動の中枢は内側縦束吻側間質核（riMLF）であり中脳背側に存在する。松果体腫瘍などにより中脳背側が圧迫されると垂直眼球運動障害を生じ、これをParinaud症候群と呼ぶ。垂直眼球運動のうち上方注視に関わる経路がより表層にあるため、腫瘍による圧迫ではまず上方注視麻痺を生じる。その後進行すると下方注視麻痺も生じるようになる。核性や核下性の眼球運動と違ってBell現象が保たれることが鑑別点となる。

核性・核下性
　上転・内転・下転障害がある場合には動眼神経麻痺、外転障害がある場合

には外転神経麻痺、外方回旋偏位や内下方視の障害がある場合は滑車神経麻痺を考える。

これらの神経障害が複合して見られる場合には、海綿静脈洞や上眼窩裂、眼窩先端部の病変を疑う。これらの眼球運動障害に Horner 症候群を合併する場合には海綿静脈洞疾患の可能性が高まり、視神経障害を伴う場合には眼窩先端部の病変の可能性が高まる。

その他（神経筋接合部・筋性など）

重症筋無力症（眼瞼下垂の項、101 ページ参照）、甲状腺眼症（眼球突出の項、127 ページ参照）、特発性眼窩炎症、IgG4 関連疾患などが鑑別に挙がる。

また、後天性複視の原因として Sagging eye 症候群という疾患概念が提唱されており、後天性複視の最も多い原因がこの Sagging eye 症候群であり、全体の 31.4 % を占めていたとも報告されている[1]。眼球は眼窩プリーと呼ばれる結合組織で囲まれておりスムーズな眼球運動ができたり、眼球の脱臼を防いだりすることができている。この眼窩プリーのうち上直筋と外直筋の間（LR-SR バンド）が弱く、加齢とともに萎縮、断裂することがこの疾患の原因である。外直筋が下方に落ちることで患側が軽度下斜視および外方回旋偏位をきたし、複視を生じる。また、外直筋の位置が下方にずれることで外転作用が弱まり、遠見時に開散不全型の内斜視となる。検査は MRI で眼窩プリーの断裂を確認する。治療としてはプリズム眼鏡や斜視手術を行う。

検査のコツ

眼球運動障害が明らかな際は容易に判断できるが、軽度の異常の際は判断に迷うことがしばしばある。その場合には具体的に日常生活でどのようなときに特に複視を自覚するかを確認すると良い。例えば運転中に中央分離帯が二重に見えるという症状がある場合は、内下方視の障害で滑車神経麻痺でよく見られる症状である。さらに 9 方向眼位でどの方向を見たときの複視が最大になるかを確認すると、異常部位を判断しやすい。

次に複視の性状を詳しく確認する。複視が強い方向を見た状態での像が左右にずれるのか、上下にずれるのか、回旋があるかなどを細かく聴取し、左右のずれであれば同側性か交差性かまで判断する。

眼球運動障害がある場合には作動筋の収縮障害をイメージしやすいが、拮抗筋の伸展障害がある場合もある。例えば上転障害がある場合には動眼神経上枝麻痺による上直筋収縮障害の可能性もあるが、甲状腺眼症による下直筋の伸展障害の可能性もある。この判断のためには牽引試験やMRIでの筋の評価が有用である。

こんなときコンサルト

・複視の原因が眼球運動障害であった場合には一般的な眼科外来では対応困難な疾患が多いため精査加療のため専門家へ紹介する。頭蓋内検査や専門家への紹介をためらうべきではないが、複視患者に対してオーバートリアージしすぎて全例頭蓋内検査をするようなことがないように、単眼性複視や斜視をきちんと診断治療していく姿勢が重要である。

参考文献

1) Goseki T, et al：Prevalence of Sagging Eye Syndrome in Adults with Binocular Diplopia. Am J Ophthalmol 209：55-61, 2020.

10　開瞼困難・眼瞼下垂

POINT

・眼瞼下垂を伴う動眼神経麻痺は絶対に見逃してはいけない。
・開瞼困難感がある場合は結膜嚢の短縮所見を見落とさない。
・瞬目が強い場合が眼瞼けいれんを疑い瞬目テストを行う。

主訴：開瞼困難・眼瞼下垂

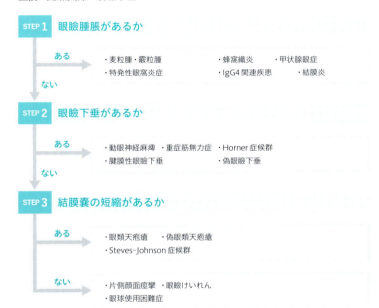

STEP 1　眼瞼腫脹がある場合

●鑑別疾患
　麦粒腫・霰粒腫　　　　　　　特発性眼窩炎症
　蜂窩織炎　　　　　　　　　　IgG4 関連疾患
　甲状腺眼症　　　　　　　　　結膜炎

眼瞼腫脹がある場合は眼瞼に炎症を起こす疾患、もしくは眼瞼の浮腫を考える。麦粒腫や蜂窩織炎では眼瞼腫脹に加えて、発赤や圧痛を伴うことが特徴である。結膜充血や眼脂を伴う場合には結膜炎による眼瞼腫脹を考える。

　甲状腺眼症・特発性眼窩炎症・IgG4関連眼疾患では眼球運動障害を伴うことが多い。いずれも眼窩MRI検査を行うと外直筋の腫大を認めるが、甲状腺眼症では罹患筋の伸展障害が起こるのに対して特発性眼窩炎症やIgG4関連疾患では罹患筋の収縮障害が起こるのが特徴である。
　これらの鑑別については眼球突出の項（127ページ）参照。

STEP2 眼瞼下垂がある場合

●鑑別疾患
動眼神経麻痺　　　　　　　　　　腱膜性眼瞼下垂
重症筋無力症　　　　　　　　　　偽眼瞼下垂
Horner症候群

　片眼の眼瞼下垂を認めた場合には必ず動眼神経麻痺の可能性を考慮する。内頸動脈 - 後交通動脈分岐部動脈瘤による動眼神経麻痺は眼科領域では数少ない致命的な疾患であるので必ず除外すべきである。その他原因としては重症筋無力症や腱膜性下垂などが挙げられる。動脈瘤以外でも動眼神経麻痺をきたす疾患は存在するので、散瞳や眼球運動障害など神経支配に一致した異常があるかが重要な鑑別点となる。眼球運動障害があっても神経支配に沿わない場合には重症筋無力症の可能性が高まる。また、眼瞼下垂に縮瞳を合併する場合にはHorner症候群を考える。上記随伴症状を認めない場合は腱膜性下垂などの疾患を疑う。

『Memo』
　眼瞼下垂があるように見えて、実際は眼瞼下垂が存在しないものを偽眼瞼下垂と呼ぶ。滑車神経麻痺など、片眼性の上斜視をきたすような疾患では眼球が上方へずれることで眼瞼下垂があるように見えることで偽眼瞼下垂の原因となる。眼瞼下垂があるように見えても瞼裂幅の左右差がない場合は眼位異常の可能性を念頭にあげて鑑別を進める必要がある。他にも上眼瞼皮膚弛緩症では上眼瞼縁位置は正常でも、弛緩した眼瞼皮膚が垂れ下がることで眼瞼下垂のように見える。この場合はかぶさっている皮膚を持ち上げることで上

眼瞼縁が正常なことが確認できる。

動眼神経麻痺

　動眼神経には①眼瞼挙上作用、②眼球運動作用、③縮瞳作用がある。

① 　眼瞼挙上作用：上眼瞼挙筋

② 　眼球運動作用：上直筋、内直筋、下直筋、下斜筋

③ 　縮瞳作用：瞳孔括約筋、毛様体筋

　動眼神経には運動神経成分と副交感神経成分が存在しており①, ②の作用は運動神経成分が、③の作用は副交感神経成分が担っている。副交感神経成分は神経表層に存在しているため、動脈瘤などの表層からの圧迫の場合は眼球運動障害よりも先に副交感神経障害が生じる。一方で微小血管障害の場合は、血管末梢は神経中心部が中心に存在するので眼球運動障害が先に生じやすい。特に微小血管障害では瞳孔障害が起こらないことが多く、これをpupil sparingと呼ぶ。疫学調査では微小血管障害の16％には瞳孔障害を認め、圧迫性病変では64％に瞳孔障害を認めたという報告があり[1]、前述の傾向に矛盾しないものの、瞳孔所見だけで完全に鑑別することはできないため、どのような所見であったとしても必ず脳動脈瘤の除外は行うべきである。同報告によると動眼神経麻痺の原因は微小血管障害が最多で42％、外傷が12％、腫瘍による圧迫が11％、脳動脈瘤が6％という結果であった。微小血管障害が原因であった場合は基本的には自然軽快することが多い。完全に治癒しないこともあるものの1〜3ヵ月程度で改善傾向となるが、症状が不変もしくは悪化する場合には別の疾患の存在を疑い精査する必要がある。

重症筋無力症

　重症筋無力症では骨格筋に易疲労性を伴う筋力低下が特徴的な所見で、全身に症状を認める全身型と眼瞼下垂や眼球運動障害のみを認める眼筋型が存在する。眼症状は最も頻度の高い症状であり、我が国の報告でも初発症状の71.9％が眼瞼下垂。47.3％が複視であった[2]。特に神経支配に沿わない眼球運動障害を認めた場合にはこの疾患を疑う。眼瞼下垂が唯一の症状の場合もあるので、疑った場合には上方注視負荷試験やアイスパックテストなどの検査を行う。採血では抗アセチルコリン受容体抗体が陽性となるものの、眼筋型では陽性率は高くないため陰性であっても除外することはできないので注意が必要である。

Horner症候群

　瞳孔不同の項（132ページ）参照。

腱膜性眼瞼下垂

　瞼板と眼瞼挙筋をつなぐ挙筋腱膜が引き伸ばされてゆるむことによって眼瞼挙筋の力が瞼板にうまく伝わらないために起こる眼瞼下垂である。加齢やコンタクトの長期使用などが原因となることが多く、高齢者の眼瞼下垂の主要な原因である。

STEP 3　結膜嚢の短縮がある場合

●鑑別疾患

　眼類天疱瘡　　　　　　　　　　　Stevens-Johnson 症候群
　偽眼類天疱瘡

　眼を開きづらいという症状がある場合には、結膜嚢の短縮所見や瞼球癒着を認める場合がある。結膜嚢短縮所見は通常の細隙灯診察では見逃してしまいやすいので、疑った場合には上方を注視してもらい、下眼瞼を大きく押し下げながら下方の結膜円蓋部を観察する。

　原因疾患としては眼類天疱瘡や Stevens-Johnson 症候群などが有名であるが、薬剤性の偽眼類天疱瘡が外来で出会う頻度が高く、特に重要である。偽眼類天疱瘡は上皮毒性を有する緑内障点眼薬や防腐剤を含む点眼薬の長期使用が原因となり、類天疱瘡と同様に結膜嚢短縮や瞼球癒着を生じる。

STEP 4　その他の場合

●鑑別疾患

　片側顔面痙攣　　　　　　　　　　眼球使用困難症候群
　眼瞼けいれん

　片眼顔面痙攣や眼瞼けいれんでも開瞼困難の原因となる。似た名称のため両者を混同してしまいがちだが、片眼顔面痙攣は顔面神経の刺激によって眼輪筋などの支配筋が痙攣するのに対して、眼瞼けいれんでは瞬目の制御異常により過剰な閉瞼が起こる。片眼顔面痙攣については画像診断で顔面神経が動脈等で圧迫されていないかを確認することで診断する。眼瞼けいれんの診断については眼精疲労の項（118 ページ）を参照。

検　査

Marginal reflex distance-1（MRD-1）

眼瞼下垂の程度を評価する検査である。

ペンライトを正面視させた状態で、角膜反射光と上眼瞼縁までの距離を測定する。

MRD-1が2mm以下もしくは左右差が2mm以上ある場合に眼瞼下垂と判断する。MRD-1が2.5mm以下となると視界が制限される。検査時に眉毛位置も同時に確認しておくべきで、眼瞼下垂がある場合には前頭筋によって代償的に眼瞼を挙上した結果、眉毛が挙上していることがある。前頭筋による代償がある際は眉毛部を下方に押さえることで本来のMRD-1を測定することが可能である。

挙筋力検査

上眼瞼の挙筋機能を評価する検査である。

下方視時の上眼瞼縁から、上方視時の上眼瞼縁までの距離を測定する。正常値は10mm以上である。動眼神経麻痺や重症筋無力症などの疾患では挙筋機能が低下するが、Horner症候群や加齢性、コンタクトレンズ装用による眼瞼下垂では挙筋力は保たれることが多い。

上方注視負荷試験

重症筋無力症による易疲労性を確認するための検査で、患者に上方を1分間注視し続けてもらい眼瞼下垂の出現や増悪の有無、眼球が下転してこないか等を観察する。診察室では眼瞼下垂が出現していない症例でも負荷をかけることで誘発可能な場合がある。

アイスパックテスト

温度低下によりコリンエステラーゼ活性を阻害することで、一時的に重症筋無力症の症状を改善させることが可能である。眼瞼下垂眼の眼瞼に保冷剤を2分間当てて、瞼裂幅が2mm以上改善すれば陽性と判定する。疑わしい場合は日や時間帯を変えて（できれば午後）最低2回は行う。保冷剤をタオルでくるんでしまうと温度が下がりきらず偽陰性の可能性が上がってしまうので可能な限りしっかりと冷却する。また、さらに検査感度を上げるためには上方注視負荷を2分間行った後のアイスパックテストが、特にアジア人において有効である[3]。

こんなときコンサルト

・動眼神経麻痺を疑った場合にはすぐに脳神経外科へ紹介する。眼科で頭部MRI, MRA をオーダーして診断した後に紹介すべきかは議論があるが、筆者は疑わしい場合には臨床所見のみで紹介するようにしている。

・重症筋無力症が疑わしい場合には治療可能な神経内科もしくは神経眼科医へ紹介する。本項で解説した検査以外にも塩酸エドロホニウムテスト（テンシロン®テスト）も行うが、非専門の眼科医であれば上方注視負荷試験やアイスパックテスト結果をもとに紹介する形で良いと思われる。治療のためにはピリドスチグミンの内服やナファゾリン点眼を用いるが、場合によってはステロイドや免疫抑制薬の内服が必要となる。特にステロイド内服開始の際には初期増悪といって、急激な全身筋力の低下や呼吸筋管理が必要になるほどの症状を呈することがあるので安易に眼科医が管理するのは危険である。

参考文献

1) Fang C, et al：Incidence and etiologies of acquired third nerve palsy using a population-based method. JAMA Ophthalmol 135：23-28, 2017.
2) Murai H, et al：Characteristics of myasthenia gravis according to onset-age：Japanese nationwide survey. J Neurol Sci 305：97-102, 2011.
3) Kee HJ, et al：Evaluation and validation of sustained upgaze combined with the ice-pack test for ocular myasthenia gravis in Asians. Neuromuscul Disord 29(4)：296-301, 2019.

11 眼　脂

POINT

- 眼脂には膿性、粘液性、漿液性が存在する。
- 生理的な眼脂に対して安易に抗菌薬点眼を処方しない。
- 細菌性結膜炎の場合は耐性菌や涙小管炎の存在に注意する。

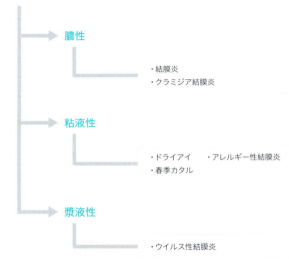

STEP1 眼脂の性状を確認

膿性
- 結膜炎
- クラミジア結膜炎

粘液性
- ドライアイ　・アレルギー性結膜炎
- 春季カタル

漿液性
- ウイルス性結膜炎

はじめに

いわゆる目やにが出るという症状は眼科外来において一般的な症状の一つである。一口に目やにといっても細菌感染による膿性眼脂から、起床時に内眼角に少量付着している生理的な眼脂までさまざまな種類が存在する。この眼脂の性状と成分を理解することで各疾患の鑑別を行うことが可能である。

眼表面の異物や微生物などを含む眼脂が生理的にも分泌されることがあり、特に就寝時は涙液分泌の低下に伴い眼表面のクリアランスが低下するため起床時に内眼角部に少量の眼脂が付着していることがある。これには病的意義

はなく、点眼治療よりも眼周囲の清潔ケアが重要である。眼脂の症状に対して安易に抗菌薬点眼を処方することがないようにしていただければ幸いである。

　問診では眼脂が出現する時間帯や、色調、両眼か片眼か、症状の time course、薬剤治療歴などを確認する。眼脂が起床時に付着しているのみで日中は見られない場合は生理的な眼脂が疑われる。他院で薬剤治療が行われているにも関わらず改善していない場合は、前医の診断を盲信せず、はじめから鑑別疾患を考え直す必要がある。また、現在使用中の点眼が原因となっていることもあるので、一度すべての点眼を中止するのも一つの手である。

STEP 1　眼脂の性状を確認

膿性眼脂の場合

●鑑別疾患
　　細菌性結膜炎　　　　　　　　　　　　クラミジア結膜炎

　いわゆる膿状の眼脂のことで、色調は白色よりも黄色〜黄緑色調のことが多い。膿性眼脂は好中球からなり、好中球数に応じて色調が変化する場合がある。主な原因としては細菌性結膜炎や真菌性結膜炎、クラミジア結膜炎などが挙げられる。

細菌性結膜炎

　最も一般的な膿性眼脂の原因である。起因菌としては*Staphylococcus epidermidis*（表皮ぶどう球菌）、*Cutibacterium acnes*（アクネ菌）、*Streptococcus* spp.（連鎖球菌属）、*Staphylococcus aureus*（黄色ぶどう球菌）、*Corynebacterium* spp.（コリネバクテリウム属）などが多い[1]。治療にはレボフロキサシンもしくはセフメノキシム点眼を用いることが多いが、可能であれば塗抹検鏡検査で起因菌を推定した上で点眼処方するのが望ましい。また、近年はニューキノロン系に耐性のコリネバクテリウム属が起因菌となることも増えている[2]ので安易なニューキノロン系の処方を行うのではなく、筆者はセフメノキシム点眼を第一選択とすることが増えてい

る。まれに長期的に抗菌薬点眼を行っているにも関わらず膿性眼脂を繰り返す症例を経験するが、そのようなときには涙小管炎が隠れている可能性があるので涙点の発赤や腫脹所見を見のがさないようにする。

『Memo』

　施設入所中や寝たきり状態の患者において細菌性結膜炎を繰り返している症例をしばしば経験する。これは眼瞼周囲の清潔ケア不足や抗菌薬点眼を繰り返すことによる耐性菌の発育が一因となっている。このような症例に対して耐性菌を考慮して、例えばバンコマイシン眼軟膏を繰り返し使用すべきかについては疑問がある。症例によっては、抗菌薬の処方を行わず生理食塩水などによる定期的な洗眼や清拭による治療が適する場合もあると考える。繰り返しになるが、眼脂と聞いて安易に抗菌薬点眼を処方するのは避けていただけると幸いである。

涙小管炎

　発生機序は正確には解明されていないが、涙小管粘膜が破綻したところに慢性的な細菌感染を起こした結果、菌石が形成されることでさまざまな臨床所見を呈するといわれている。中高年女性に多く男女比は1：3程度で基本的に片眼性である。前述の通り症状が細菌性結膜炎に類似し、膿性眼脂も伴うことから難治性結膜炎と誤診されていることも多い。涙点の腫脹や周囲の充血、涙点から排出される膿の存在などを認めた場合には細菌性結膜炎と鑑別は容易であるが、疑わなければ診断できないので注意が必要である。原因微生物は放線菌のActinomyces属が主だが培養が困難なため、グラム染色が観察に適している。治療には抗菌薬点眼も一時的に有効ではあるが根治はできないため菌石の外科的摘出を行う。

『Memo』

　近年、涙小管炎や慢性涙囊炎に非感染性の角膜潰瘍が併発する症例が報告されている[3]。角膜潰瘍はモーレン潰瘍に類似で角膜周辺部で細胞浸潤を伴わない特徴がある。このような涙道疾患起因性の非感染性角膜潰瘍をlacrimal drainage pathway disease-associated keratopathy（LDAK）と呼ぶ。発症機序は不明であるが、涙道疾患の免疫応答により産生されたマトリックスメタロプロテアーゼや、涙道疾患の起因菌が分泌する毒素に対する免疫応答などが原因として考えられている。

淋菌性結膜炎

　淋菌は性行為感染症の1種であり、尿道炎だけでなく結膜炎も引き起こす。

淋菌性結膜炎では多量のクリーム状眼脂が見られるのが特徴的である。眼脂を拭ったあとに数秒目を離しただけで再び多量の眼脂が分泌されるので、そのような眼脂を見たときはまず淋菌の可能性を念頭に鑑別を進める必要がある。

クラミジア結膜炎

クラミジアは性行為感染症の1種であり、尿道炎や咽頭炎だけでなく結膜炎も引き起こす。眼瞼結膜に濾胞を形成するため、初期はアデノウイルス結膜炎と誤診されることもしばしばあるが、眼脂がアデノウイルス結膜炎では単球由来の漿液性であるのに対して、クラミジアでは好中球由来の膿性となる。また、経過とともに濾胞が癒合して巨大濾胞を形成することからも鑑別可能である。

処方例

・細菌性結膜炎
レボフロキサシン点眼液（1.5％）1日4回
または
セフメノキシム点眼液（0.5％）1日4回

・淋菌性結膜炎
セフトリアキソンナトリウム注射液1.0g 単回点滴
セフメノキシム点眼液（0.5％）1日6回
※淋菌感染ではクラミジア感染を合併することもしばしばあるので下記の
アジスロマイシン内服も併用する場合もある。

・クラミジア結膜炎
アジスロマイシン1,000mg 単回内服
オフロキサシン眼軟膏1日5回6～8週間

粘液性眼脂の場合

●鑑別疾患
ドライアイ　　　　　　　　　春季カタル
アレルギー性結膜炎

粘液性眼脂は主にドライアイもしくはアレルギー性結膜炎で見られる。眼脂は半透明～白色で糸を引くような粘張性が特徴である。構成成分はドライアイでは結膜杯細胞から分泌された分泌型ムチンなどが含まれ、アレルギー性結膜炎や春季カタルでは好酸球を含む。ドライアイ治療薬のジクアス®点眼では結膜および杯細胞のP2Y₂受容体に作用し、分泌型ムチンの分泌促進作用を有するため、粘液性眼脂症状の悪化により「糸を引く目やにが出るようになった」といわれる場合がある。これはムチン増加に伴う副作用であり、涙液安定性に必要な過程であると筆者は説明しているが不快感が強い場合には点眼変更を考慮する。場合によっては点眼回数を守れていないために過剰にムチン分泌が促進されている場合もあるので点眼アドヒアランスの確認もきちんと行うようにすべきである。

漿液性眼脂の場合

●鑑別疾患
ウイルス性結膜炎

漿液性眼脂は涙液に近いため、目やにによりも流涙の訴えがある場合もあるので流涙をきたす疾患についても鑑別に入れておく（111ページ参照）。涙液の見た目は透明～半透明のことが多いが、重症例では膿性眼脂と見まちがうような黄白色となることもある。起床時に眼脂によって眼が開けづらいといった症状を伴う場合もある。

漿液性眼脂に結膜濾胞形成を伴っている場合は頻度の高いアデノウイルス結膜炎を想起することが多いが、ヘルペス等他のウイルスによる感染やクラミジア結膜炎の初期である可能性もあるので迅速検査キットなどが診断の助けとなる。迅速検査は後述の通り感度は低いので陰性であったとしても除外はできないが、特異度が100％なので陽性であった場合は確定診断が可能である。

検査と治療

アデノウイルス迅速検査
イムノクロマトグラフィー法による迅速キットが販売されており、ベッドサイドで迅速かつ簡便な診断が可能である。現在複数種類のキットが市販され

ているが、おおむね感度は 70％ 程度で特異度はほぼ 100％ である。キット
によって検査方法が多少異なるが、結膜ぬぐい液を採取して検体浸出液に浸
したものを試料とし、それをテストプレートに滴下する。ウイルスの大部分
は細胞内にとどまっているので、試料作製時には綿棒で細胞を容器にこすり
つけたり、指で容器をしごくなどで細胞を破壊しなければ偽陰性となってし
まう可能性があるので注意が必要である。

こんなときコンサルト

　淋菌やクラミジア感染などの性感染症を疑う場合には結膜炎だけでなく、
尿道炎や咽頭炎など全身への感染合併の可能性やその他の病原体への複合
感染の可能性があるので専門医へと紹介する。

参考文献

1) 小早川信一郎ら：細菌性結膜炎における検出菌・薬剤感受性に関する 5 年間の動向調査
   （多施設共同研究）．あたらしい眼科 28(5)：679 - 687, 2011.
2) Eguchi H, et al：High-level fluoroquinolone resistance in ophthalmic
   clinical isolates belonging to the species Corynebacterium macginleyi. J
   Clin Microbiol 46：527 - 532, 2008.
3) Inoue H, et al：Clinical characteristics of lacrimal drainage pathway
   disease-associated keratopathy. BMC Ophthalmol 22：353, 2022.

12 流涙

> **POINT**
> ・流涙には分泌性流涙と導涙性流涙がある。
> ・通水検査だけでなく眼瞼や眼表面の観察が重要である。
> ・鼻腔内の炎症性疾患から続発性の涙道閉塞を引き起こすこともある。

主訴：流涙

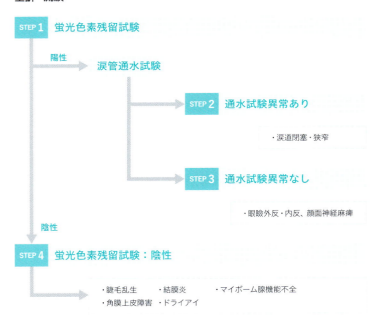

はじめに

　涙液は眼球の耳上側に存在する涙腺より分泌され、眼表面を通り、上下眼瞼鼻側に存在する涙点から涙道へと流れる。瞬目は上下の瞼が閉じているように見えるが、スローモーションで観察すると耳側から鼻側にかけて徐々に閉じていくという、ジッパーを閉めるような動きをしており、これによって耳側の涙液が鼻側の涙点へと押し出されている。

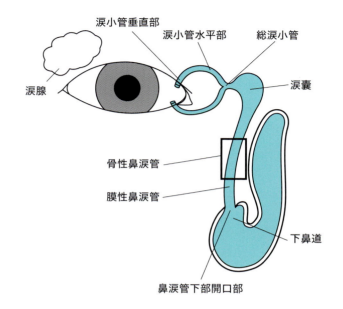

　涙点へ入った涙液は上下の涙小管を通り、総涙小管を経て涙嚢へと至る。この際に瞬目運動に応じて涙小管を取り囲むHorner筋が収縮・弛緩してポンプのように涙液を涙嚢へと排出している[1]。涙嚢からは膜性鼻涙管を経て最終的に下鼻道へと排出される。これらの経路をまとめて涙道と呼ぶ。また、膜性鼻涙管の上部は涙骨と上顎骨で構成されている骨性鼻涙管で覆われている。

STEP 1　蛍光色素残留試験が陽性の場合

　流涙症状が見られる場合は、涙液産生と導涙機能のバランス異常があると考えられる。涙液産生が亢進するものを分泌性流涙、導涙機能が低下するものを導涙性流涙と呼ぶ。両者の鑑別には蛍光色素残留試験が有用であり、陽性であった場合には導涙性流涙、陰性であった場合には分泌性流涙の可能性が高まる。

『Memo』
　内服薬は腸管から吸収され、肝臓で代謝されて効果が減弱してから全身へと循環される。これを初回通過効果と呼ぶ。点眼した薬剤は涙液と同様に涙

道を通り、下鼻道粘膜から体内へと吸収される。鼻粘膜から吸収された薬剤は肝臓を通らず、初回通過効果を受けないため全身への影響が強く出る可能性がある。β遮断薬点眼は喘息患者に禁忌など全身への影響を考慮することが多いと思うが、その他の薬剤にも注意が必要である。例えばピロカルピン点眼は1日4回程度の使用であれば問題となることは少ないが、急性閉塞隅角緑内障などで頻回に点眼した場合には全身への作用として悪心嘔吐や冷汗などの副作用が出現することがある。たかが点眼とあなどることなく全身への影響を注意いただければ幸いである。

STEP 2 　涙管通水検査で異常がある場合

●鑑別疾患
涙道閉塞・狭窄

導涙性流涙が疑われる場合には涙管通水検査を行い、涙道閉塞の有無を確認する。通水検査で異常がある場合には涙道のいずれかの閉塞もしくは狭窄を示唆しており、通水所見から閉塞部位を推定することが可能である。

涙小管閉塞
原因としては点眼や抗がん剤などによる薬剤性、眼瞼炎、腫瘍、外傷、医原性などが挙げられる。特に抗がん剤であるTS-1®に伴うものが報告されており[2]、難治性となることもあるので注意が必要である。TS-1®は他にも角結膜上皮障害も引き起こすことがあり、それには防腐剤を含まない人工涙液であるソフトサンティア®を点眼して涙液中のTS-1®濃度を下げる治療が有効である。

涙小管閉塞の治療には涙点切開を行ったのちに涙管チューブ挿入術を行う。

涙点閉鎖を伴う症例にも涙小管閉塞を伴うことがあるので涙点形成後に同様の治療を行う。

涙小管炎
詳細は眼脂の項（107ページ）参照。

涙石は複数個存在することが多く、圧出のみでは完全に除去しきれないことがあるので涙道内視鏡での排出が必要となることもある。

先天性鼻涙管閉塞

　詳細は継続外来の項（216 ページ）参照。

　鼻涙管の下鼻道開口部に存在する Hasner 弁は胎生 6 〜 8 ヵ月で開くが、閉じたまま生まれてくることがあり、これを先天性鼻涙管閉塞と呼ぶ。生後すぐから繰り返す眼脂や流涙症状からこの疾患を想起するが、小児では上気道感染症に併発した鼻炎・副鼻腔炎によって鼻涙管開口部が閉塞しやすいので注意が必要である。

　自然治癒率が高く、生後 1 年までの自然治癒率は 96％とも報告されているので[3]、まずは涙嚢マッサージ（Crigler 法）[4] を行いつつ治癒が得られない場合には外科的に閉塞部位を穿破するプロービングを行う。眼脂症状に対しては抗菌薬点眼を使用するが、漫然と長期使用することで耐性菌発生に寄与するため、眼脂の多いときの使用にとどめるべきである。

『Memo』

　新生児に流涙が見られた際には小児緑内障の可能性を考慮して必ず角膜径を計測しておくべきである。新生児において角膜径 11 mm 以上もしくは Haab 線が見られた場合には小児緑内障の可能性を念頭において精査を進めていく必要がある。

後天性鼻涙管閉塞

　後天性鼻涙管閉塞の原因としては原発性、感染性、炎症性、腫瘍性、外傷性、機械的刺激によるものなどが挙げられる。このようなさまざまな原因によって鼻涙管閉塞が生じると、涙嚢内に粘液が貯留することによる涙嚢炎を引き起こすことがある。涙嚢炎には急性涙嚢炎と慢性涙嚢炎が存在する。急性涙嚢炎では炎症が周囲に広がると蜂窩織炎を併発し、特に眼窩蜂窩織炎を併発すると髄膜炎や脳膿瘍などの重篤な合併症を生じ、命に関わる可能性があるので注意が必要である。また、急性涙嚢炎が active な状態で涙管通水検査を行うと、涙嚢内圧を高めて症状増悪を引き起こすため禁忌である。

　治療は感染が落ち着いた状態で、涙管チューブ挿入術や涙嚢鼻腔吻合術（DCR）を行う。

『Memo』

　慢性涙嚢炎において涙嚢部が発赤や圧痛を伴わずに腫脹したままとなっていることがある。この腫脹は基本的に内眼角部にある内眥靱帯を超えない。この内眥靱帯を超えて内眼角部より上方まで腫脹を認めた場合は慢性涙嚢炎ではなく涙嚢腫瘍を想起して CT や MRI などの画像検査を行う必要がある。他には、涙嚢部腫脹があるにも関わらず通水通過良好であったり、血性の逆

流を認めた場合にも同様に腫瘍精査を行う。

鼻・副鼻腔疾患

アレルギー性鼻炎や副鼻腔炎など下鼻道粘膜腫脹を引き起こす疾患によって、涙道の下鼻道開口部の閉塞が生じることがある。特に乳幼児では下鼻道が未発達のために、感冒などの上気道感染に流涙を併発することがある。

STEP3　涙管通水検査で異常を認めない場合

●鑑別疾患
眼瞼外反・内反　　　　　　　　結膜弛緩症
顔面神経麻痺

蛍光色素検査が陽性にも関わらず、涙管通水検査で異常を認めない場合は機能的導涙障害を考える必要がある。

機能的導涙障害とは、眼瞼や前眼部の異常によって適切なメニスカスを形成することができず流涙が生じている状態である。症状改善のためには基礎疾患の治療を行う。

STEP4　蛍光色素残留試験が陰性の場合

●鑑別疾患
睫毛乱生　　　　　　　　　　　角膜上皮障害
マイボーム腺機能不全　　　　　ドライアイ
結膜炎

蛍光色素残留試験が陰性の場合は分泌性流涙の可能性を考える。角膜表面の知覚を司る三叉神経が刺激されると、最終的に顔面神経の副交感枝が刺激されて涙液が分泌される。眼表面に刺激を生じる疾患ではこの反射性の涙液分泌が亢進することによって、流涙症状を引き起こす。睫毛乱生による機械的刺激だけでなく、結膜炎による炎症もトリガーとなる。また、マイボーム腺機能不全に伴うドライアイでは BUT が短縮しており眼表面の湿潤を保

つために涙液分泌が亢進する。症状改善のためには基礎疾患の治療を行う。

検査と治療

蛍光色素残留試験

　フルオレセインを眼瞼結膜へ塗布し、15分を経過しても眼表面から消失しない場合に陽性とする。非侵襲的に導涙障害を評価することができるので、特に小児の涙道疾患診断に有用である。また、通水通過良好にも関わらず涙液メニスカスが高い症例では蛍光色素残留試験が陽性となることがあり、この場合は物理的閉塞がなかったとしても機能的導涙障害がある可能性がある。

涙管通水検査

　上下の涙点から生理食塩水を流すことで、涙道閉塞の有無や閉塞部位の推定を行うことが可能である。涙道通過障害がある場合は、以下の3パターンに分けることができ、それによって閉塞部位を推定可能である。

①　検査をした涙点から生理食塩水の逆流を認め、反対側の涙点からの逆流がない場合

→涙小管閉塞を疑う。

②　検査をした涙点とは反対側の涙点から生理食塩水の逆流を認める場合

→総涙小管閉塞を疑う。

③　検査をした涙点とは反対側の涙点から粘液や膿の逆流を認める場合

→涙嚢もしくは鼻涙管閉塞を疑う。

こんなときコンサルト

・涙管チューブ挿入術やDCRが必要な症例は手術可能な施設へ紹介する。特に涙嚢炎を繰り返す鼻涙管閉塞では前述の通り重篤な合併症を伴うリスクがあるのでためらわず紹介すべきである。

・先天性鼻涙管閉塞においては、初回プロービングの成功率は高いとされているが、2回目以後の成功率は低く医原性の閉塞や狭窄を生じる可能性があるので慣れていない場合は専門医への紹介が望ましい。

・急性涙嚢炎から眼窩蜂窩織炎を併発した場合には抗菌薬の内服ではなく、点滴での加療が望ましいので入院可能な施設へと紹介する。

参考文献

1) 柿崎裕彦：内眥部の解剖と導涙機構. 日眼会誌 111 (11)：857-863, 2007.
2) 坂井譲ほか：TS-1®による涙道障害の多施設研究. 臨床眼科 66 (3)：271-274, 2012.
3) MacEwen CJ, et al：Epiphora during the first year of life. Eye (Lond) 5：596-600, 1991.
4) Crigler LW：The treatment of congenital dacryocystitis. JAMA 81：23-24, 1923.

13　眼精疲労

POINT
・多彩な症状が眼精疲労によって生じる。
・原因としては症候性、屈折性、調節性、筋性、不等像性、全身疾患によるもの、神経性に分けられる。
・心因性の診断は必ず除外診断で行う。

主訴：眼性疲労

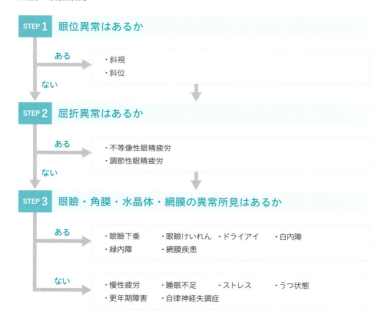

はじめに

　眼精疲労の自覚症状としては視力低下、瞼が重い、頭痛、眼痛、視野狭窄、熱感、乾燥感、異物感、めまい、肩こり、不眠など多彩な症状を認める。すべての患者が「眼が疲れると」といって受診するわけではないので、これらの主訴においては常に鑑別に入れるべき疾患である。特に近年は visual display terminals（VDT）作業の増加に伴う眼精疲労が増加しており、

ドライアイとの関連性についても報告されている[1]。

　問診の際には、具体的にどのような症状があるか、症状が増悪するのはいつかなど OPQRSTAAA（13 ページ参照）に沿った方法が有用である。それ以外には、患者本人は何が原因だと思っているかという解釈モデルを尋ねるのも鑑別を進める上で有用である。

　眼精疲労の原因は以下の 7 つに分けられる。これらはさらに視器に起因するものと、内環境に起因するものに分けられる。我々眼科医は視器に伴う異常の有無を除外した上で、眼以外の全身疾患や精神的なトラブルを疑った場合は必要に応じて他科へのコンサルトが必要である。

【眼精疲労の分類】（文献[2] より引用）

視器に起因するもの
1）　症候性眼精疲労
　　　眼球や視覚系に器質的障害があり、快適な視環境を得ようと過剰な努力をするために生ずる疲労。
2）　屈折性眼精疲労
　　　適切な矯正が行われていないために生ずる疲労、不同視も含む。
3）　調節性眼精疲労
　　　調節機能を余分に働かせるために生ずる疲労。
4）　筋性眼精疲労
　　　斜視、斜位、輻輳不全、眼振などで快適な視環境を得ようと努力して生ずる疲労。
5）　不等像性眼精疲労
　　　左右眼に感ずる物体の大きさなどが異なるために生ずる疲労

内環境に起因するもの
1）　全身疾患による眼精疲労
　　　循環器疾患、消化器障害など眼以外の疾患に伴う眼精疲労
2）　神経性眼精疲労
　　　心理的もしくは精神的異常に伴う眼精疲労

STEP 1　眼位異常がある場合

●**鑑別疾患**
　斜視　　　　　　　　　　　　　　斜位

　眼位異常の検出のためには、遮蔽・遮蔽除去試験および交代遮蔽試験が有用である。眼位は必ず遠見と近見を確認する。問診より遠方もしくは近方いずれかにおいて眼精疲労が強いことがわかっている場合は、特にその距離での眼位を念入りにチェックする。また、眼位の検査だけでなく眼球運動障害についても確認する。

斜位・斜視
　斜位や斜視は主に筋性眼精疲労の原因となる。正位を保とうとし続けることによって疲労を引き起こしていると考えられる。また、外斜視や外斜位では正位を保つために輻輳がはたらき、それによって近視化するという斜位近視が見られる場合もある。片眼ずつのレフ値測定や視力検査では見逃してしまうこともあるので、近見時の視力低下症状の有無に注意する。

STEP 2　屈折異常がある場合

●**鑑別疾患**
　不等像性眼精疲労　　　　　　　　調節性眼精疲労

　矯正視力（遠見・近見）は良好か、遠視や近視、乱視の有無を確認する。乱視がある場合には可能であれば角膜形状を確認し、不正乱視の有無についても確認する。
　遠視眼では加齢に伴い調節力の低下が起こると、特に眼精疲労を自覚しやすいのでその場合は眼鏡やコンタクトレンズ（遠近両用）の使用も検討する。また、持参のメガネやコンタクト度数が合っていない場合にも眼精疲労の原因となる。特に過矯正で処方されていることがしばしばあるので可能であれば雲霧法やスキアスコープを用いて度数チェックを行う。屈折異常や不適切な眼鏡・コンタクトの使用は調節性および屈折性眼精疲労の原因となる。

両眼の屈折差が大きい場合には不等像性眼精疲労の原因となる。不等像とは両眼の網膜に映った像の大きさや形状に左右差がある状態で、最も多い原因は不同視である。この不等像視を生じさせないために一般的に眼鏡度数の左右差は±2Dまでにすべきだといわれているが、眼軸の左右差による不同視では眼鏡、屈折の左右差による不同視ではコンタクトで矯正するほうが不等像視が起こりづらいと報告されている[3]。

小児では調節力が強いので遠視が見逃されていることがあるので注意が必要である。遠視眼では絵本や塗り絵などの近方作業において集中力が持たないといった症状が見られることがあり、ときには注意欠如・多動症（ADHD）と診断されている症例もある。少しでも遠視を疑った場合にはシクロペントラート塩酸塩（サイプレジン®）などの調節麻痺点眼を用いた検査をためらうべきではない。

レフ値の結果が安定しない場合は調節けいれんの可能性も考慮する。

『Memo』

筆者は過矯正眼鏡を処方され続けた小児症例を経験したことがある。年々眼鏡の度数が強くなっていったが見えづらいとのことで、矯正視力も不良であった。確かにレフ値と眼鏡度数は合っていたものの矯正視力は出ておらず、レフ値の割に眼軸長が短かったため調節麻痺点眼を用いて検査を行ったところ眼鏡不要で問題なく見えるようになった。おそらく過矯正眼鏡を繰り返し処方されたことによってピント調節が過剰に働き続けていたと考えられる。小児への過矯正眼鏡は特に注意が必要だと改めて学んだ1例であった。眼軸長とレフ値の乖離がある場合には調節の介入を疑うきっかけとなるので、眼軸長測定も有用である。

STEP 3　眼瞼・角膜・水晶体・網膜に異常所見がある場合

●鑑別疾患

眼瞼下垂	白内障
眼瞼けいれん	緑内障
ドライアイ	網膜疾患

症候性眼精疲労は眼科医が扱う器質的疾患すべてが原因となるといえる。中でもドライアイの存在は眼精疲労の原因としても常に考えておくべきであ

る。前述の通りドライアイはVDT作業との関連性についても報告されており、ドライアイ治療によって眼精疲労の改善を経験したという経験は誰しもあると思う。また、ドライアイの背後に眼瞼けいれんが隠れている可能性があるので難治例には必ず、後述の瞬目テストを行うべきである。

その他角膜上皮障害や白内障、緑内障や網膜疾患などにより視機能に障害が生じると、快適な視環境を得ようと過剰な努力が必要となるため疲労を生じる。

STEP4　眼科的異常所見を認めない場合

●鑑別疾患

慢性疲労	うつ状態
睡眠不足	更年期障害
ストレス	自律神経失調症

眼科的異常所見を認めない場合は、全身疾患あるいは心理的、精神的な問題に伴う眼精疲労の可能性を考える。実臨床においては、フローチャートのようにクリアカットに分類することはできず、複数の病態が複雑に合併していることもしばしばある。

難治性の眼精疲労においては眼瞼けいれんを合併していることがあり、この原因としてベンゾジアゼピン系やチエノジアゼピン系薬、その他の睡眠導入剤の長期内服もしくは直近での用量変更や薬剤変更がある場合がある。また、うつ病、自律神経失調症、Parkinson病なども眼瞼けいれんに合併することがあるので患者の既往歴や内服薬についても細かく確認しておく必要がある。

検査と治療

筆者はフローチャートの通り眼位や屈折に問題がない場合、BUT短縮がある場合はドライアイ治療を、短縮がない場合はシアノコバラミン（サンコバ®）の処方から治療を開始している。それだけでも改善する場合もあるが、難治性の場合は瞬目テストを行うようにしている。

瞬目テスト（文献[4]）より引用）

・軽瞬（眉毛を動かさないで歯切れのよいまばたきをゆっくりしてみる）

　　　　0点：できた

　　　　1点：眉毛が動く、強いまばたきしかできない

　　　　2点：ゆっくりしたまばたきができず細かく早くなってしまう

　　　　3点：まばたきそのものができず、目をつぶってしまう

・速瞬（できるだけ速く軽いまばたきを10秒間してみる）

　　　　0点：できた

　　　　1点：途中でつかえたりして30回はできないが、大体できた

　　　　2点：リズムが乱れたり、強いまばたきが混入した

　　　　3点：早く軽いまばたきそのものができない

・強瞬（強く目を閉じ、すばやく目をあける動作を10回してみる）

　　　　0点：できた

　　　　1点：すばやく開けられないことが1, 2回あった

　　　　2点：開ける動作がゆっくりしかできなかった、またはできたが後で
　　　　　　　すぐ閉瞼してしまった

　　　　3点：開けること自体が著しく困難でであるか、10回連続でできな
　　　　　　　かった

　　　　0点：正常、1〜2点：軽度眼瞼けいれん、3〜5点：中等度眼瞼
　　　　　　　けいれん、6〜8点：重症眼瞼けいれん

　眼瞼けいれんの治療としてはA型ボツリヌス毒素治療を行う。遮光眼鏡や
クラッチ眼鏡も有効なためボツリヌス治療の効果に関わらず併用を考慮する。
特に羞明により開瞼できないといった症状を併発している場合は遮光眼鏡が
有効である。その他の治療としては抗コリン薬、抗不安薬、抗けいれん薬、
選択的セロトニン再取り込み阻害薬、ドパミン受容体刺激薬などが使用され
ることがあるもののいずれも保険適用外であり、使用には注意が必要である。

こんなときコンサルト

・眼精疲労の原因として眼瞼けいれんが疑われる場合には第一選択はボツリ
　ヌス治療であるので、患者の訴えが強い場合はドライアイ治療で漫然と経
　過を見るのではなく、治療可能な施設へと紹介すべきである。また、精神
　科などで長期的にベンゾジアゼピン系薬などの内服を行っていたり急な増
　量などがあった場合は薬剤調整についての相談を行う。薬剤性眼瞼けいれ
　んを疑った場合は被疑薬の減薬や変更についてコンサルトする。特に睡眠

導入剤が被疑薬となることが多く、代替薬としてはGABAA受容体作動薬ではないラメルテオン（ロゼレム®）やスボレキサント（ベルソムラ®）およびレンボレキサント（デエビゴ®）などを考慮する。

参考文献

1) Uchino M, et al：Prevalence of dry eye disease and its risk factors in visual display terminal users: the Osaka study. Am J Ophthalmol 156 (4)：759-766, 2013.
2) 若倉雅登：頭痛と眼精疲労. 耳展 42 (4)：421-423, 1999.
3) 魚里博：コンタクトレンズにおける眼光学. 臨眼 58 (13)：2211-2220, 2004.
4) 日本神経眼科学会眼瞼けいれんガイドライン改訂委員会：眼瞼けいれん診療ガイドライン（第2版）. 日本神経眼科学会：35-36, 2022.

14 眼球突出

> **POINT**
> ・眼球突出は様々な原因で眼窩内圧が上昇した結果起こる。
> ・正面からの観察では眼球突出を判断しづらいので必ず側面や上方からも観察する。
> ・画像検査が最も重要で、副鼻腔疾患が原因となることもある。

主訴：眼球突出

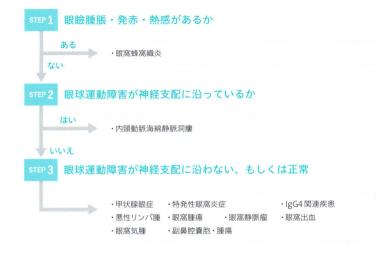

はじめに

　眼球突出とは、眼窩内の脂肪組織や外眼筋等の容積が増大する、もしくは眼窩骨の変形によって眼窩容積が減少することで眼窩内圧が上昇し、眼球が前方へ偏位することで起こる症状である。日常診療では甲状腺眼症や眼窩蜂窩織炎、外傷などが原因となることが多いが、副鼻腔疾患など眼科疾患以外が原因となることもあるので注意が必要である。

　自身の眼球突出に気づいていない患者もいるため、視診所見から眼球突出の存在を疑うのが重要である。正面からの診察だけでは判断しづらいので、側面および上方からの診察が有用である。筆者は特に上方からの診察を必ず行うようにしており参考症例を写真に示す。この症例では甲状腺眼症による

左眼優位の眼球突出を認める。

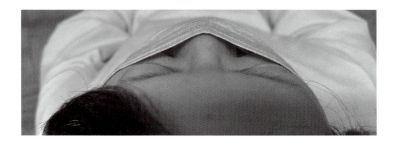

STEP 1　眼瞼腫脹・発赤・熱感がある場合

●**鑑別疾患**
　眼窩蜂窩織炎

　眼球突出に眼瞼腫脹や発赤、熱感を伴う場合には眼窩蜂窩織炎を疑う（眼窩蜂窩織炎については 165 ページ参照）。

STEP 2　眼球運動障害が神経支配に沿う場合

●**鑑別疾患**
　内頸動脈海綿静脈洞瘻

　眼球突出をきたす疾患では眼球運動障害を合併するものが多いため、眼球運動の評価が鑑別のために重要である。眼球運動障害の有無だけで鑑別をしぼり込めるわけではなく、眼窩内の画像診断を早くしたい気持ちになるかと思うが、眼球運動を評価した上で画像所見を推測しながら検査を進める習慣をぜひつけていただきたい。眼球運動障害は神経支配に沿うかどうかに注目する。

神経支配に沿う場合
　眼球突出＋神経支配に沿う眼球運動障害を見た際には、内頸動脈海綿静脈洞瘻のような海綿静脈洞の疾患を疑う必要がある。典型例ではコイル状の血

管拡張や拍動性眼球突出などの特徴的な所見も見られるため診断の一助となる。後述の神経支配に沿わない疾患でも一見すると神経支配に沿うような眼球運動障害となる場合もあるので注意が必要である。内頸動脈海綿静脈洞瘻では動眼神経、滑車神経、外転神経のいずれか1つのみが障害されることも、すべてが障害されることもある。動眼神経麻痺と外転神経麻痺を合併する際に、滑車神経麻痺の有無を確認するためには下方視を指示した際に眼球が外方回旋するかどうかを確認すると良い。外方回旋すれば滑車神経は保たれていると判断できる。

STEP3 眼球運動障害が神経支配に沿わない、もしくは正常の場合

● 鑑別疾患

甲状腺眼症	眼窩静脈瘤
特発性眼窩炎症	眼窩出血
IgG4関連疾患	眼窩気腫
悪性リンパ腫	副鼻腔嚢胞・腫瘍
眼窩腫瘍	

外眼筋腫大を認める場合

甲状腺眼症や特発性眼窩炎症、IgG4関連疾患などの疾患を考える。甲状腺眼症では筋の伸展障害が起こる。例えば下直筋肥大があると上転障害を認める。それに対して特発性眼窩炎症やIgG4関連疾患では肥大筋の収縮障害が起こるので鑑別点となる。しかし、すべてにおいてこれが当てはまるわけではなく、特に特発性眼窩炎症は原因不明なものの総称であり、筋の伸展障害が起こる症例も存在する。その他の鑑別点としては、甲状腺眼症では外眼筋付着部の肥大は起こらず、筋腹の肥大を認めるコカ・コーラボトル様の外眼筋腫大を呈するのが特徴である。

上記の中でも甲状腺眼症は頻度が高いため常に鑑別に入れておく必要がある。甲状腺眼症は甲状腺関連自己抗体によって眼窩内脂肪や外眼筋に炎症を引き起こす疾患である。甲状腺機能亢進症（バセドウ病）に合併するものが有名でバセドウ眼症とも呼ばれるが、甲状腺機能低下症や甲状腺機能正常例に合併することもある。下直筋障害が最も頻度が高く、伸展障害による上転障害が起こる。眼窩内圧上昇に伴い眼球突出を合併する。その他の症状としては以下のものが重要である。

① 眼瞼後退

甲状腺眼症の最も一般的な臨床症状で、診断時に約75％、臨床経過中も含めると91％の患者に見られる[1]。正面視で角膜上方の強膜が見えている状態を Dalrymple 徴候と呼び、下方視時に上眼瞼伸展不足により上方強膜が見えている状態を Graefe 徴候と呼ぶ。これらの所見は甲状腺機能亢進に伴い交感神経亢進により Müller 筋の過収縮が起こること、上眼瞼挙筋の炎症に伴う伸展障害が起こることに由来する。

② 眼瞼腫脹

眼窩内の結合組織が増生することで眼窩内圧が上昇し、眼瞼腫脹や眼球突出を引き起こす。眼瞼腫脹が唯一の臨床症状のこともあるので、ただの浮腫だと片づけずに甲状腺眼症の可能性を念頭においた診察が必要である。上眼瞼腫脹が最も多いが、下眼瞼のみや上下眼瞼腫脹を認めることもある。

③ Baggy eyelid

眼球下方の脂肪組織が前方突出することで生じる baggy eyelid を認めた場合は甲状腺眼症のような眼窩内圧が上昇する疾患を疑う助けとなる。また、Sagging eye 症候群でも認めることがある。baggy eyelid は病的な所見ではなく、加齢に伴い生理的にも認め得る所見のため注意が必要である。

『Memo』

　Dalrymple 徴候を疑った場合には二重瞼手術歴についても確認するべきである。二重瞼手術に伴い過剰に上眼瞼が挙上することがあり、それによる偽 Dalrymple 徴候を認める場合がある。甲状腺眼症は20歳以上の女性に発症する事が多く、二重瞼手術を受けていることがしばしばあるので注意が必要である。

　ちなみに、二重瞼手術直後の患者に対しては上眼瞼の翻転を慎重に行うほうが望ましい。術後時間が経っていたとしても翻転を嫌がる患者もいるため、上眼瞼を翻転する場合には無断でやらず、直近の手術歴を確認し、翻転の許可を得てから行うように筆者は心がけている。

眼窩部腫瘍

眼窩腫瘍では外眼筋や眼球の直接的な圧排によって眼球運動障害を呈する場合がある。成人眼窩部悪性腫瘍の原因としては悪性リンパ腫が最も多い。一般的な腫瘍性病変では腫瘍増大に伴い周囲の組織や眼球が圧排されていく。例えば涙腺腫瘍では耳上側の腫瘍に眼球が圧排されるため鼻下側方向へ眼球突出が起こる。これに対して悪性リンパ腫では周辺組織の隙間を埋めるよう

に広がっていき、これを molding と呼ぶ。

眼球突出の程度が変動する場合

　眼窩静脈瘤を考える。一過性の眼球突出を主訴に来院することが多く、腹臥位や Valsalva 法などで静脈圧が上昇するのに伴い眼球突出を生じるのが特徴である。ちなみに繰り返しの Valsalva 法は静脈瘤破裂リスクがあるため確認は最低限にすべきである。その他の鑑別としては頸動脈海綿静脈洞瘻でも変動する眼球突出を引き起こすことがある。

外傷歴がある場合

　眼球への鈍的外傷では一般的に眼窩底骨折によって生じる眼窩内組織の骨折部への落ち込みに伴い眼球陥凹を起こすことが多い。しかし、眼窩出血や眼窩気腫に伴う眼球突出を引き起こすこともある。

副鼻腔疾患

　副鼻腔嚢胞や腫瘍などの耳鼻科領域の疾患によっても眼球突出が起こることがある。特に副鼻腔嚢胞によるものが多いので、副鼻腔手術の既往を確認すべきである[2]。

検　査

三田式万能計測器

　眼窩外側縁に三田式万能計測器の端を当て、角膜頂点の部分目盛りを読み取ることで眼球突出を定量することが可能である。しかし、測定誤差もあるのでより正確な計測には Hertel 眼球突出計を用いるのが望ましい。眼球突出は絶対値に関しては個人差が大きいため単純比較するのは難しい場合もあるが、左右差がある場合は明らかに異常といえる。

眼窩部 CT 検査

　骨の状態を評価するのに優れた検査である。外傷など骨折の可能性がある場合や、腫瘍による骨破壊の有無を確認する場合に適する。また、検査が短時間で行えるので眼窩内の状況を簡易的に評価したい場合にも有用である。眼窩底骨折など細かい病変の評価が必要な場合は thin slice での再構築を依頼する。また、蜂窩織炎の炎症が眼窩内へ及んでいるかどうかの評価にも用いる。この際、通常の表示条件では眼窩内軟部組織の評価が困難なため、腹部条件へと変更すれば眼窩内の状況を評価しやすい。

眼窩部 MRI 検査

眼窩内炎症や、筋肥大、腫瘍の評価、上眼静脈の拡張などの評価に適する検査である。撮像は 3 方向（水平断、冠状断、矢状断）で行い、条件としては STIR もしくは T2 脂肪抑制を用いると炎症性変化が評価しやすい。眼窩内腫瘍を疑う場合には腎障害がなければガドリニウム造影検査も行う。

こんなときコンサルト

甲状腺眼症

眼球突出の原因として頻度の高い甲状腺眼症では、甲状腺機能亢進症や低下症が未診断の症例も存在する。その場合は治療と並行して内分泌内科へと紹介する。甲状腺眼症に対するステロイドパルス治療や放射線治療についても眼科で行わない場合は内科と連携して行うべきである。

眼窩蜂窩織炎

蜂窩織炎が眼窩隔膜を超えて眼窩内まで炎症波及している場合は、抗菌薬の内服ではなく点滴での治療が望ましいため基本的に入院加療を行うので入院可能な施設へと紹介する必要がある。

頸動脈海綿静脈洞瘻

疑った場合には脳外科へと紹介する。

眼窩腫瘍・副鼻腔腫瘍

眼窩腫瘍や副鼻腔腫瘍を見つけた際には手術等の治療が可能な施設へと紹介する。

参考文献

1) John G Rose Jr, et al：Diagnosis and management of thyroid orbitopathy. Otolaryngol Clin North Am 38（5）：1043-74, 2005.
2) 小林祐一ほか：耳鼻咽喉科領域における眼球突出. 耳鼻 19：365-373, 1973.

15 瞳孔不同

> **POINT**
> ・瞳孔不同は暗室と明室で評価する。
> ・原因は交感神経や副交感神経の異常、虹彩の器質的疾患、薬剤性、生理的瞳孔不同に分けられる。
> ・瞳孔不同において脳動脈瘤による動眼神経麻痺を見落とさない。

主訴：瞳孔不同

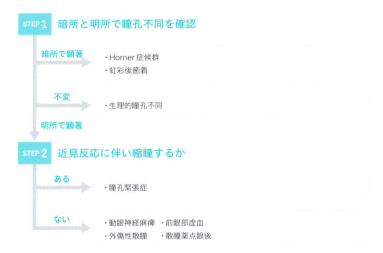

はじめに

　瞳孔不同とは、左右の瞳孔径に 0.5 mm 以上の差がある状態である。調節が介入してしまうとそれに伴う縮瞳が生じるため瞳孔の観察は可能な限り遠方視の状態で行う。瞳孔不同の原因としては交感神経や副交感神経異常だけでなく、虹彩の器質的疾患、薬剤性、生理的瞳孔不同などが存在する。上記の中でも交感神経や副交感神経の異常による瞳孔不同であれば、原因となる器質的疾患がかくれている可能性があるので特に注意が必要である。

STEP 1 暗所と明所で瞳孔不同を確認

① 暗所で瞳孔不同が顕著

●鑑別疾患

Horner 症候群 　　　　　　　　　　虹彩後癒着

　暗所では瞳孔散大傾向となるため、暗所で瞳孔不同が顕著な場合は縮瞳眼が病側である。交感神経障害により患側の縮瞳を起こす Horner 症候群が有名であるが、虹彩後癒着により物理的に散瞳しづらい状態でも瞳孔不同が見られる。

Horner 症候群

　片側の交感神経障害によって、患側の縮瞳、瞼板筋（Müller 筋）麻痺による眼瞼下垂、上下の瞼板筋麻痺による瞼裂狭小などの眼所見をきたす疾患である。眼の症状以外では，片側の顔面の発汗低下と紅潮を特徴とする。

　交感神経遠心路は以下の 3 種類に分けられ、それぞれ障害される疾患を示す。

　第 1 ニューロン：視床下部を発し脳幹，脊髄毛様脊髄中枢に至る。Wallenberg 症候群で障害を受ける。

　第 2 ニューロン：肺尖部を通り上行し、上頸部交感神経節で終わる。直接の外傷、頸胸部リンパ節腫大や腫大した甲状腺、頸部膿瘍による圧迫、頸部胸部動脈瘤、癌の転移、肺尖部肋膜癒着などで障害を受ける。

　第 3 ニューロン：顔面の血管，発汗神経は外頸動脈に沿って走行する。また眼瞼，眼球への神経は内頸動脈に沿って頭蓋内にもどり各効果器を支配する。内頸動脈の動脈瘤によって障害を受ける。特に眼球運動障害＋Horner 症候群を認めた場合は海綿静脈洞内の動脈瘤を疑う。

② 暗所と明所で不変

●鑑別疾患

生理的瞳孔不同

　暗所でも明所でも同程度の瞳孔不同を認める場合は生理的瞳孔不同の可能性を考える。

③ 明所で瞳孔不同が顕著

　明所では瞳孔縮瞳傾向となるため、瞳孔不同を認める場合は散瞳眼が患眼である。瞳孔緊張症や動眼神経麻痺だけでなく外傷や散瞳薬点眼なども原因となるので病歴の詳細な聴取が重要である。

STEP 2　近見反応に伴い縮瞳した場合

●鑑別疾患
瞳孔緊張症

　瞳孔緊張症では明所でも暗所でも中等度散瞳状態で固定しているが、近見反応に伴う縮瞳は可能であるので鑑別点として重要である。これを対光−近見反応解離と呼ぶ。しかし近見反応に伴う縮瞳は緩慢になっているため、ゆっくりと時間をかけて観察する必要があるので注意が必要である。

瞳孔緊張症（Adie症候群）

　健康な若年女性に散瞳が急性に発症する疾患である。基本的に片眼性だがまれに両眼発生のものもある。原因は毛様体神経節の障害と考えられているが、明確な機序は不明である。瞳孔緊張症に四肢の腱反射の消失を合併する場合にはAdie症候群と呼ばれる。

STEP 3　近見反応に伴い縮瞳しない場合

●鑑別疾患
動眼神経麻痺　　　　　　　　　　　外傷性散瞳
前眼部虚血　　　　　　　　　　　　散瞳薬点眼後

　動眼神経の中で瞳孔線維は周辺部背外側を走行しているため脳動脈瘤などによる圧迫では散瞳を認めることが多い。一方で糖尿病などでの虚血による動眼神経麻痺は眼球運動障害や眼瞼下垂が先に出現し、瞳孔は保たれることが多い。脳動脈瘤を見のがすと破裂により命にかかわる可能性があるので必ず除外する必要がある。動眼神経麻痺については眼瞼下垂の項（101ページ）も参照。

前眼部虚血

　前眼部虚血が起こると虹彩虚血による瞳孔変形・偏位が見られ、中等度散瞳状態となる。複数筋の斜視手術によるものが多いが、急性閉塞隅角緑内障でも著明な高眼圧により虹彩虚血が起こることで中等度散瞳となる。

経過観察の注意点

　瞳孔不同患者を見た際には何よりもまず動脈瘤の除外が重要である。動脈瘤による動眼神経麻痺では瞳孔不同が見られることが多いものの、瞳孔不同が見られずに眼瞼下垂が眼球運動障害のみが見られる場合もあるため、少しでも疑った際には迅速に MRI 等の検査と脳神経外科への紹介が必要である。

16　小児の視力不良

> **POINT**
> ・弱視の原因には形態覚遮断弱視、斜視弱視、屈折異常弱視、不同視弱視が存在する。
> ・形態覚遮断弱視や斜視弱視を疑ったとしても、必ず調節麻痺下の屈折検査を行う。
> ・弱視のように見える網膜疾患も存在するので、疑わしい場合にはERG検査が有用である。

主訴：小児の視力不良

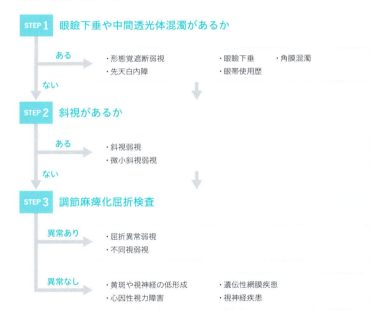

はじめに

　小児の矯正視力は1歳で0.1、3〜4歳で1.0程度に成長する。この視力発達のためには、適切な時期に適切な視覚刺激を脳に与える必要があり、何らかの原因でこれらの刺激を与えることができなければ視機能が発達しきら

ずに矯正視力が 1.0 以上出ない状態となり、これを弱視と呼ぶ。視機能発達の感受性の強さは月齢によって変化しており、生後 1 歳半をピークに徐々に低下するため、可能な限り早期に弱視の原因疾患を治療する必要がある。弱視の原因は大きく以下の 4 つに分けられる。

① 形態覚遮断弱視
② 斜視弱視
③ 屈折異常弱視
④ 不同視弱視

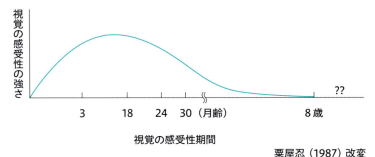

粟屋忍（1987）改変

※日本弱視斜視学会より引用（https://www.jasa-web.jp/general/medical-list/amblyopia）

STEP 1　眼瞼下垂や中間透光帯混濁がある場合

●鑑別疾患
形態覚遮断弱視　　　　先天白内障
眼瞼下垂　　　　　　　眼帯使用歴
角膜混濁

　視力発達の感受性期間中に、眼瞼下垂や中間透光帯混濁などで視性刺激が遮断されると視機能発達が妨げられ、これを形態覚遮断弱視と呼ぶ。弱視の原因の中でもこれが最も起こりやすく、短期間の眼帯装用でも弱視となってしまうので注意が必要である。両眼性の先天白内障など両眼が同程度混濁している場合は比較的予後が良いが、片眼性の白内障では患眼の弱視がすみやかに起こってしまうため早期手術（片眼性では生後 6 週以内、両眼性では生後 10 週以内）が必要となる。眼瞼下垂があったとしても顎上げ頭位などの代償で瞳孔領が露出している場合は弱視にはなりにくいので視力発達を見

ながら経過観察も可能である。形態覚遮断の原因となる疾患に屈折異常が合併することはしばしばあるので弱視を疑う場合は必ず調節麻痺下の屈折検査を行う。特に眼瞼下垂や腫瘍などでは角膜乱視を合併しやすい。またこれらの疾患を認めなかったとしても、麦粒腫などを発症した際に家族が眼帯を装着してしまう場合があるので小児眼科診療を行う場合は常に家族へ眼帯使用は行わないよう注意喚起を行う必要がある。

STEP2 斜視がある場合

● **鑑別疾患**

斜視弱視　　　　　　　　　　　　微小斜視弱視

　視機能発達時期に斜視があると、弱視や立体視発達の障害となる。特に恒常性の斜視の場合は複視を生じないように斜視眼には抑制がかかるため、弱視の原因となる。反対に間欠性の斜視や斜位、交代固視ができる症例は視力予後が良好である。斜視の原因や治療については斜視の項（146 ページ）参照。

微小斜視弱視

　斜視弱視の特殊例として微小斜視弱視が存在する。これは 10△以下の小角度の斜視に伴う片眼性弱視である。調和性網膜異常対応を呈し、斜視眼では偏心固視となっており、中心窩抑制を示すため視力や両眼視機能の予後は不良である。偏心固視点を用いて両眼視することはできているのでおおまかな立体視は有している。遠視性不同視を合併することが多く、オーバーラップする部分もあるが中心窩抑制の存在などから区別される。診断のためには偏心固視の存在や、4△基底外方試験を行う。

STEP3 調節麻痺下屈折検査で異常あり

● **鑑別疾患**

屈折異常弱視　　　　　　　　　　不同視弱視

　屈折異常が存在することによって弱視を引き起こす。特に球面度数で+2D以上の遠視、もしくは円柱度数で 2D 以上の乱視が存在する場合に弱視が起

こりやすく度数が強くなるにつれてリスクが上昇する。遠視では調節をかけなければ遠方にも近方にもピントが合わない状態であるため弱視リスクが高い。一方で近視では遠方にはピントが合わないものの、近方にはピントがあっており近方視時には適切な視覚刺激を得られるので弱視リスクは高くない。また、球面度数の左右差が2D以上ある状態を不同視と呼び、これも弱視の原因となる。特に遠視性不同視で弱視リスクが高い。ピント調節は両眼同時に起こるため遠視性不同視では遠視の弱い眼にピントが合った時点でそれ以上のピント調節が起こらず、遠視の強い眼のピントは合っていないままとなるので弱視となる。これに対して近視性不同視では遠方は近視の弱い眼で見て、近方は近視の強い眼で見るので弱視になりにくい。また、角膜不正乱視の存在も弱視や矯正視力低下の原因となるため、疑った場合にはピンホールでの視力検査や角膜形状解析を考慮する。

　小児は調節力が非常に高く、成人と同じようにレフ値を測定して視力検査をすると調節の介入により正しい屈折値が得られないことが多い。特に弱視を疑ったり斜視が存在する症例では本来の屈折値を得るために調節麻痺薬点眼を用いた屈折検査を行う必要がある。
　調節麻痺薬にはサイプレジン®やアトロピン®が存在する。基本的にはサイプレジン®での検査を行うが、内斜視を伴う遠視症例ではアトロピン®点眼液（1%）を1日2回を1週間程度点眼した状態で眼鏡処方のための検査を行う。

　また、弱視の原因疾患はオーバーラップすることもしばしばあるため、形態覚遮断弱視の原因疾患や斜視を認めた場合に、その疾患の治療だけを行うのではなく必ず屈折異常の併発がないか検査を行う必要がある。

STEP4　その他の異常疾患

● 鑑別疾患
　黄斑や視神経の低形成　　　　　心因性視力障害
　遺伝性網膜疾患　　　　　　　　視神経疾患

　これまでの検査で明らかな異常所見がないにもかかわらず矯正視力の異常がある、もしくは屈折矯正やアイパッチを行っても矯正視力の改善が得られないような場合には器質的な疾患が隠れている可能性を考える。

黄斑部低形成を疑う所見しては黄斑部反射の減弱がある。また、OCTでは黄斑部陥凹の減少もしくは欠如を認める。次図のようにOCTで中心窩で網膜内層が完全に欠損していない場合には黄斑低形成を疑う。一見すると中心窩から少しずれたスライスを撮影しているように誤認してしまうことがあるので注意が必要である。このような症例にOCTアンギオグラフィを行うと中心窩無血管領域（FAZ）の縮小や欠損を認める。

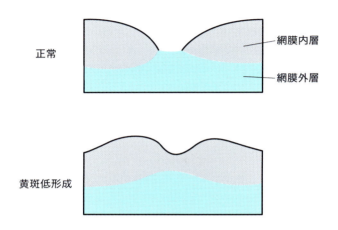

正常

網膜内層

網膜外層

黄斑低形成

　先天網膜分離症や先天性停在性夜盲、杆体一色覚などの先天性疾患も視力不良の原因となる。これらの疾患は眼底写真だけでは診断が困難な場合もあるので網膜電図（ERG）が診断に有用である。従来はERG測定にはコンタクト型電極を用いていたので小児に行うのが困難であったが、近年は皮膚電極を用いるRETeval®などの検査機器が発売されており、小児に対して行いやすくなったため積極的に行っていくべきである。

　その他、発達緑内障や視神経障害なども視力低下の原因となる。眼球に問題がなかったとしても視神経腫瘍などが隠れており感覚性斜視も生じているような症例も存在するため視力不良例ではどこかで一度頭蓋内画像検査を行うべきである。

検　査

視力検査
　成人ではランドルト環を用いた視力検査を行うが、これができるようにな

るのは 3 〜 4 歳頃である。それまでの年齢で視力障害を疑う場合には年齢や発達に合わせた検査が必要である。小児の発達には個人差が大きいため以下の検査はあくまで参考程度で、その子の発達状態に合った検査を選択する。

① 0 〜 2 歳

固視の状態や追視の有無から視力障害の存在を推定する。また、片眼性の視力障害がある場合には健眼を隠すと嫌がる（嫌悪反応）ので片眼を隠したときのリアクションの左右差を確認する。嫌悪反応については医師がいきなり行うとこわがってしまうので、検査が難しい場合には両親に遮蔽を協力してもらいながら確認する。

また乳幼児では縞模様を好んで見る性質があるので縞模様を利用した視力検査である PL 法が有用である。その他に視運動性眼振（OKN）や視覚誘発電位（VEP）などの検査も可能である。

② 2 〜 3 歳

2 歳になると絵指標による視力検査や、森実式ドットカードを用いた検査を行えるようになる。

③ 3 歳〜

3 歳になるとランドルト環を用いた視力検査が可能になってくる。しかし一般的な検査では字づまり視力となっており、この年齢では読み分け困難があるため視力が低く出てしまう。正確な視力の測定には字ひとつ視力での検査が必要である。

固視検査

① 角膜反射を用いる方法

片眼を遮蔽した状態で Hirschberg 法を行い、角膜反射の位置から偏心固視の存在を簡易的に確認することができる。簡便であるものの偏心固視以外にも陽性 γ 角をきたす疾患でも異常となる点には注意が必要である。

② 直像鏡を用いる方法

ビズスコープなどの直像鏡を用いて、検査眼の眼底に固視標を投影して中心窩固視しているかどうかを直接観察することが可能である。角膜反射を用いる方法で異常があった場合に偏心固視か陽性 γ 角かの鑑別も行うことができる。

治 療

眼鏡処方

　弱視の原因にかかわらず、調節麻痺薬を用いた屈折検査で異常があれば眼鏡処方を行う（形態覚遮断弱視の場合は原因疾患の治療も行う）。

　調節麻痺薬は基本的にサイプレジン®を用いるが、内斜視のある症例ではより調節麻痺作用のより強いアトロピン®を用いる。

　サイプレジン®での屈折検査は両眼に1回点眼し、5分後似もう1回点眼する。その後45分後には調節麻痺効果が出ているのでその時点で屈折検査を行う。調節麻痺効果は24時間、散瞳効果は72時間程度持続して見えにくい場合があるので当日は特に注意するよう説明する。また、サイプレジン®点眼はしみるので事前に説明しておく。

　アトロピン®を用いる検査では自宅で1日2回を1週間程度点眼してから再診してもらい、屈折検査を行う。点眼の効果は約2週間持続し、副作用として顔面紅潮や発熱が見られる場合があるので点眼後は1〜2分程度目頭を押さえてもらうように説明する。アトロピン®点眼薬は通常販売されている1%を用いるが、3歳未満の年少児に対しては副作用の観点から0.5%に薄めた製剤を用いる。

　遠視や強度近視、不同視などが存在しており矯正視力が1.0出ていない（弱視を疑う）場合、もしくは内斜視に遠視を伴う場合は眼鏡処方を行う。不同視の程度が大きい場合でも小児の不同視は眼軸長の差による軸性不同視が多いため完全矯正眼鏡でも不等像視の影響は少ない。さらに小児は成人よりも不等像視へ適応しやすいので、将来的にコンタクトレンズへの変更も可能な可能性もある。その場合は New Aniseikonia Test を行っておけばより確実にコンタクトが使用可能か判断できる。

　視力検査がうまくできずに矯正視力測定ができない場合は、次表の米国眼科学会の基準[1]にあてはまる場合に他覚的屈折度数の完全矯正で眼鏡を処方する。

		1歳未満	1〜2歳	2〜3歳	3〜4歳
両眼性	近視	5.0D 以上	4.0D 以上	3.0D 以上	2.5D 以上
	遠視（斜視なし）	6.0D 以上	5.0D 以上	4.5D 以上	3.5D 以上
	遠視（内斜視あり）	1.5D 以上	1.0D 以上	1.0D 以上	1.0D 以上
	乱視	3.0D 以上	2.5D 以上	2.0D 以上	1.5D 以上
不同視	近視	4.0D 以上	3.0D 以上	3.0D 以上	2.5D 以上
	遠視	2.5D 以上	2.0D 以上	1.5D 以上	1.5D 以上
	乱視	2.5D 以上	2.0D 以上	2.0D 以上	1.5D 以上

　眼鏡処方後は、完成した眼鏡の度数は処方箋通りか、角膜頂点間距離は保たれているかなどを確認する。眼鏡装用開始時は装用を嫌がる場合もあるので、患者のストレスにならない範囲で徐々に装用時間を伸ばしてもらうように説明する。

　特に遠視で調節をかける習慣がある場合は眼鏡装用開始時はむしろ眼鏡をかけたほうが見づらく感じる場合もある。その場合は眼鏡装用を続けていけば眼鏡装用時のほうが見えやすくなってくることを説明し、それでも装用が困難な場合はアトロピン®点眼液で調節麻痺をかけて眼鏡を装用したほうが見えやすくする方法もある。

　眼鏡装用開始時は1〜3ヵ月程度で診察し、眼鏡が問題なく装用できており視力も改善しているようであれば筆者は夏休みや冬休みなどの長期休暇に合わせて外来フォローするようにしている。小児は成長とともに屈折値変化や瞳孔間距離の変化も起こるので、可能であれば1年に1回程度は調節麻痺点眼を行い眼鏡処方を検討する。

　眼鏡をいつまで装用するかについては明確な決まりはないが、少なくとも10〜12歳頃までは装用を続ける必要がある。

『Memo』

　9歳未満の弱視治療、斜視治療用の眼鏡は療養費が支給されるのでこちらも必ず説明しておく。眼鏡を購入した後に、健康保険の組合窓口に以下の書類を提出することで申請可能である。
①　療養費支給申請書（加入している健康保険組合窓口等にある）
②　治療用眼鏡等の作成指示書の写しおよび検査結果
③　購入した治療用眼鏡等の領収書
眼科外来では②のうち治療用眼鏡等の作成指示書をお渡しするようにする。指示書および検査結果については決められた型は存在していないが、日本眼

科学会より参考となるひな形が公開されている。

日本眼科学会ホームページ、小児弱視等の治療用眼鏡等に係る療養費の支給について
(https://www.nichigan.or.jp/member/journal/syaho/ryoyohi.html)

　注意点としては5歳未満は1年に1回、5歳以上9歳未満は2年に1回しか申請できない点である。3歳6ヵ月で初回処方を行った場合は4歳6ヵ月〜5歳になるまでの間でもう一度申請可能である。しかし、もし4歳1ヵ月で初回処方を行った場合は5歳の誕生日になった時点で2年に1回しか申請できなくなるので次に申請できるのは6歳1ヵ月以降となる。5歳時にも眼鏡処方が必要な場合は自費での購入を勧める。

健眼遮蔽

　健眼遮蔽とは、視力の良いほうの眼を遮蔽することで弱視眼を強制的に使用し、視力発達を促す方法である。不同視弱視や斜視弱視など視力に左右差がある場合には健眼遮蔽を考慮する。これらの疾患でもはじめの3ヵ月ほどは完全矯正眼鏡の使用での視力発達具合を確認してから健眼遮蔽を開始する。悪いほうの眼の矯正視力が0.2未満や4D以上の不同視があるような重篤な例ではもう少し早期からの健眼遮蔽を考慮してもよい。

　遮蔽のためには健眼にシールを貼るアイパッチや、眼鏡にカバーをする布パッチなどが存在する。布パッチでは隙間から見えてしまう可能性もあるので、アイパッチのほうが確実に遮蔽を行うことができるが、皮膚が弱かったり汗でアイパッチがはがれやすかったりする場合には布パッチが有用である。

　遮蔽は1日2時間程度から開始し、まとまって2時間確保するのが難しい場合には30分〜1時間ごとに分けて行う方法でもよいことを説明する。治療開始後は1ヵ月程度で遮蔽が実際はどの程度行っていたかを確認し、問題

なく行えるようで視力の改善も得られれば2～3ヵ月ごとに視力検査を行う。指示した遮蔽時間よりも実際の遮蔽時間は短くなってしまっていることが多いので、実際どの程度遮蔽できていたかをヒアリングできるようにする。治療モチベーション維持のためには、アイパッチに好きなイラストを描いてもらったり、アイパッチの記録をつけることなどが有効である。

　健眼遮蔽ができているにも関わらず視力の改善が乏しい場合には1日6～8時間程度まで遮蔽時間を延長する。幼稚園や保育園へ行っている間はアイパッチが難しい場合もあるので、休日のみ6～8時間で平日は4時間程度など患者に応じて時間は調整する。

　矯正視力が無事に1.0以上出るようになったとしても、すぐに遮蔽を終了すると視力が再び低下することが多い。遮蔽時間は徐々に漸減するようにして、視力が低下し始めた場合はまた遮蔽時間を延ばす必要がある。

アトロピンペナリゼーション

　健眼遮蔽を嫌がる場合に別の方法として、アトロピンペナリゼーションがある。これは視力の良いほうの眼にだけ1日2回アトロピン点眼を行う方法で、調節麻痺作用により近見視力を意図的に下げることで弱視眼を使わせる訓練方法である。点眼するだけなので遮蔽を嫌がる小児やアイパッチで皮膚障害が起こってしまう小児にも使用しやすい一方で、あまりに視力の差が大きく視力の良いほうの眼にアトロピン点眼を行っても、弱視眼よりも近見視力が下がらなければ弱視治療効果は得られない点に注意が必要である。アトロピンペナリゼーションを行う際は必ずアトロピン点眼下で近見視力を測定して、弱視眼のほうが良い視力となっていることを確認する。

こんなときコンサルト

・先天白内障など早期手術が必要な症例はすぐに手術加療が可能な施設へと紹介する。
・屈折矯正や健眼遮蔽などに反応が乏しい弱視や器質的疾患を疑う場合には精査可能な施設へと紹介する。小児の視機能発達には感受性期間という名のタイムリミットが存在するため、少しでも異常を感じた際には長期間悩まずすぐに専門施設への相談を考慮すべきであると考える。

参考文献

1) Hutchinson AK, et al：Pediatric Eye Evaluations Preferred Practice Pattern. Ophthalmology 130：222-270, 2023.

17 斜視

> **POINT**
> ・ひき運動で眼球運動障害があるかを確認する。
> ・9方向眼位だけでなく Bielschowsky head tilt test も確認する習慣をつける。
> ・内斜視では特に感覚性斜視を見のがさないよう注意する。

主訴：斜視

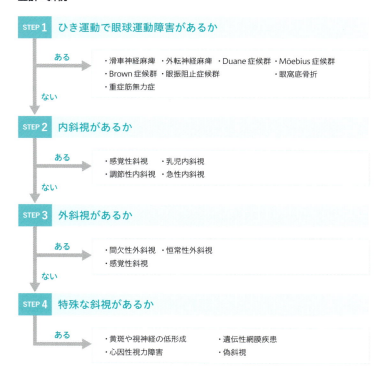

はじめに

　斜視は視線にずれが生じている状態で、ずれの方向によって外斜視、内斜視、上下斜視、回旋斜視などに分けられる。視機能の発達時期に斜視が存在

すると弱視の原因となったり、立体視機能の発達に悪影響を及ぼしたりする。また、小児の斜視の中には頭蓋内疾患や眼内疾患が隠れている場合もあるので注意が必要である。

正常でも生後すぐは眼位が安定せず、およそ生後6ヵ月頃までに正位となる。小児では斜視や弱視など自覚的な訴えは少なく、3歳児検診で指摘されたり、両親によって視線のずれを見出されて来院されることが多い。いつ頃から斜視に気づいたかを確認し、可能であれば斜視の目立つ時の写真などを見せてもらうと参考になる。

診察室に患者が入ってきた瞬間から診察は始まっている。自然な状態で頭位異常はないか（face turnやfead tiltなど）、遠方時に斜視となっているか、斜位を保っていることが多いかどうかなどを確認する。その後に遮蔽-遮蔽除去試験や交代遮蔽試験、9方向眼位検査を行う。

STEP 1　ひき運動で眼球運動障害がある場合

●鑑別疾患
滑車神経麻痺　　　　　　Brown症候群
外転神経麻痺　　　　　　眼振阻止症候群
Duane症候群　　　　　　眼窩底骨折
Möebius症候群　　　　　重症筋無力症

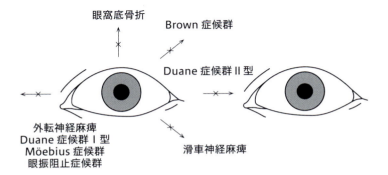

ひき運動で眼球運動障害がある場合には神経もしくは筋の障害を考える。小児では成人と違って単独の脳神経麻痺が起こるのはまれである。特に外転

神経麻痺の頻度が多く、脳腫瘍や外傷が原因となる。それに対して動眼神経麻痺の単独麻痺に出会うことはほぼない。

　他に外転障害を起こす疾患としては顔面神経麻痺を伴う Möebius 症候群や内転時に眼球陥凹を伴う Duane 症候群Ⅰ型なども存在する。Duane 症候群では内転障害のあるⅡ型や外転内転の両者が障害されるⅢ型も存在するがⅠ型が最も多く全体の 9 割を占める。また先天眼振では輻輳により眼振が減弱するので、そのために過剰に輻輳がはたらくことで外転障害があるように見える眼振阻止症候群も存在する。

　内下方視の障害や上下斜視、下斜筋過動がある場合には上斜筋麻痺の可能性を考える。先天上斜筋麻痺が最も多く、その他としては外傷による滑車神経麻痺がある。先天上斜筋麻痺では正面視で患眼の上斜視があり健側へ head tilt している。この head tilt は代償性頭位異常と呼び、代償のおかげで視力や両眼視機能は良好なことが多いが、長期的に代償性頭位異常をとっていると顔面の非対称や脊柱の異常を伴うようになることもある。頭位異常や顔面非対称がある場合は手術治療の適応となる。

　内上方視の障害がある場合は Brown 症候群を考える。Brown 症候群は下斜筋麻痺のように見えるが実際の病態は上斜筋の伸展障害による。先天性の障害と斜視手術後の合併症などの後天性に分けられる。

　上転障害の場合は眼窩底骨折を考える。小児は両親が気づかないところで外傷がある可能性も考えられるので常に鑑別には入れておくべきである。

　これら以外に重症筋無力症では全てのタイプの眼球運動障害をきたし得る。また、両眼の上転障害がある場合は中脳背側症候群（Parinaud 症候群）などの核上性障害の可能性を考える。

STEP2　内斜視がある場合

●鑑別疾患
感覚性斜視　　　　　　　　　　　調節性内斜視
乳児内斜視　　　　　　　　　　　急性内斜視

感覚性斜視

　小児の内斜視で見のがしてはいけない疾患である。片眼の弱視や失明などで融像が障害された場合に起こる斜視で、生後早期に視力障害があると内斜視になりやすく、両眼視機能が発達すると外斜視になりやすくなる。視神経を圧迫する腫瘍や網膜眼細胞腫などの眼窩内疾患、先天白内障などの器質的な疾患が隠れている可能性があるので詳細な精査が必要である。

乳児内斜視

　生後 6 ヵ月未満に発症する内斜視で、30⊿以上の大きな斜視角となるのが特徴である。下斜筋過動や交代性上斜位、潜伏眼振を合併しやすいのでこれらの所見にも注意して診察を進める。乳児でも早期発症の調節性内斜視を発症することがあるので調節麻痺薬を用いて屈折検査を行い、完全矯正眼鏡を装用する。屈折矯正を行っても斜視が残り、弱視が疑われる場合には健眼遮蔽を行う。立体視獲得のためには早期手術が必要で、症例によっては 2 歳以下での手術を行う場合もあるので疑った場合には手術可能な施設へ紹介する。

調節性内斜視

　調節性内斜視は以下の 3 種類に分けられる。

① 屈折性調節性内斜視
② 非屈折性調節性内斜視
③ 部分調節性内斜視

　屈折性調節性内斜視が最も一般的な内斜視である。遠視が強い症例では遠見時にも調節が必要であり、調節をかけると調節性輻輳も起こるため内斜視となる疾患である。遠視を矯正すると過剰な調節が不要になるため内斜視も改善する。調節機能が発達する 1 ～ 3 歳で発症することが多いが、乳児でも起こることがある。また、完全矯正を行ったとしても内斜視が残る症例もあり、これを部分調節性内斜視と呼ぶ。眼鏡装用下でも 10⊿以上の内斜視が残る症例では斜視手術も検討する。

　非屈折性調節性内斜視は屈折の異常ではなく、AC / A 比の異常によって内斜視となる疾患である。AC / A 比とは輻輳 / 調節のことで正常値はおよそ 4⊿ / D 程度である。AC / A 比正常で正視の人が近方視のため 3D の調節をかけると約 12⊿内斜視となる。非屈折性調節性内斜視では AC / A 比が高くなっているため少しの調節でも過剰に輻輳してしまう状態である。そのため治療には二重焦点眼鏡を処方し、調節をかけなくてもよい状態にする必要がある。

急性内斜視

　生後6ヵ月以後に発症する後天内斜視の1種である。原因としては片眼の遮蔽や視力低下などで融像が障害されて発症するSwan型、身体的・精神的ストレスが誘因となって発症するBurian-Franceschetti型、矯正されていない近視によって過剰に輻輳が働くことで発症するBieschowsky型などさまざまな原因が存在する。近年はスマートフォンなどの小型デバイスの普及により近方視を過剰に行うことが原因のものが増加している。

　治療としてはまず原因治療を行い、改善がとぼしい場合には斜視手術やA型ボツリヌス毒素治療を行う。

STEP3 外斜視がある場合

●鑑別疾患
間欠性外斜視　　　　　　　　感覚性斜視
恒常性外斜視

間欠性外斜視

　アジアで最も頻度の高い斜視で、顕性の外斜視と潜伏性の外斜位が混在している状態である。眠いときや疲れたときに外斜視になりやすい。外斜位のときは両眼視が可能であるので視力や両眼視機能の発達は良好である。発症時期は3～4歳頃が多く、外斜視のときは抑制が起こっており複視は自覚しないことが多いが、青年期以降に発症した場合は複視を自覚する場合もある。成長とともに斜視角や外斜視の頻度が増加し、恒常性外斜視へ至ることもある。治療としては視力や両眼視機能が問題なく、複視の自覚がない場合は保存的に経過を見る。軽度の近視であっても屈折矯正をすることで眼位コントロールが良好になることもあるので眼鏡装用を積極的に勧める。斜視手術については両眼視機能に問題がある、複視を自覚する、眼精疲労の原因となる、整容的に希望される場合に検討する。

感覚性斜視

　内斜視と同様に片眼の視力障害によって融像ができなくなることで発症する斜視である。両眼視機能を獲得後に発症する場合には外斜視となることが多いが、それ以前の発症でも外斜視となることもあるので間欠性外斜視だと決めつけるのではなく、外斜視であったとしても器質的な疾患の除外は行う必要がある。

17 斜 視

STEP4 特殊な斜視がある場合

●鑑別疾患
A-V 型斜視   微小斜視
交代性上斜位   偽斜視

A-V型斜視

　上下のむき眼位で水平偏位が異なる斜視を指す。V型外斜視では上方視の際に外斜視がひどくなり、A型内斜視では下方視の際に内斜視がひどくなる。下斜筋過動を合併することもある。単純な内外斜視とは手術の術式が変わるので上下での水平偏位の違いにも着目して診察する必要がある。

交代性上斜位

　通常の上下斜視とは異なり、両眼とも遮蔽した眼が上転するという特殊な眼球運動を呈する。原因は不明であるが乳児内斜視や先天眼振に合併することが多い。しばしば下斜筋過動や眼球の回旋偏位を伴い、head tilt などの異常頭位も合併することがある。

微小斜視

　詳細は弱視の項（137 ページ）参照。

偽斜視

　斜視があるように見えるが、実際は斜視がない状態を偽斜視と呼ぶ。小児は内眼角が広いため、両親が内斜視と見まちがえることがあるが、Hirschberg 法で角膜反射は中央にきていることを確認できれば偽内斜視と判断できる。また、鼻根部をつまむと斜視の有無を判定しやすい。上記以外にも未熟児網膜症や家族性滲出性硝子体網膜症（FEVR）などの疾患では黄斑部が耳側に牽引されることにより、両眼の黄斑部で見ているにもかかわらず、黄斑部の位置異常によって他覚的には外斜視に見える。このような斜視を偽外斜視と呼ぶ。

151

検　査

9方向眼位検査

第1眼位、第2眼位、第3眼位に分けて観察する。

第1眼位：いわゆる正面視の状態。眼位ずれの有無を観察する。

第2眼位：上下左右の眼球運動を確認する。水平筋の障害や内転時の斜筋過動、A-V型斜視の有無などを確認する。正面〜外転時には上下直筋が上下転作用を主に担うのに対して、内転時には上下斜筋が上下転作用をになうため上斜筋麻痺などがあると内転するに従い上下偏位が大きくなる。これを下斜筋過動と呼ぶ。

第3眼位：斜め上下の眼球運動を確認する。第3眼位では主に上下斜筋の不全や過動を確認する。

眼球運動は両眼開放のむき運動での評価では、斜視がある場合にも眼球運動に制限があるように見える。スクリーニング的に両眼開放で眼球運動を評価し、眼球運動に制限がある場合には片眼ずつでのひき運動でも評価して真の眼球運動障害があるか確認する。また、むき運動の際には軽度の眼位ずれは慣れなければ難しいので、各眼位での両眼性複視の有無も確認しながら行う。

Head tiltや眼球の上下偏位がある場合にはBielschowsky頭部傾斜試験も行う。

Bielschowsky頭部傾斜試験

上斜筋麻痺がある場合に患側へ頭部を傾斜すると患眼の上転が見られる。これをBiewschowsky頭部傾斜試験陽性と呼ぶ。

眼球運動には上下左右だけだなく、回旋作用が存在しており第一眼位では主に上斜筋が内方回旋作用を、下斜筋が外方回旋作用をになっている（内転位では上直筋が内方回旋作用、下直筋が外方回旋作用をになう）。

正常では眼球は12時方向の角膜が常に上方になるように眼球がコントロールされており、右へ頭部傾斜すると右眼は内方回旋、左眼は外方回旋する。

右上斜筋麻痺で右へ頭部傾斜した場合は、左眼の外方回旋は可能であるが、右眼の内方回旋が障害されているため、上斜筋の他に内方回旋作用のある上直筋が収縮して、患側の眼球が上転する。

遮閉−遮閉除去試験（cover−uncover test：CUT）

まず遮閉試験で片眼を隠すことで両眼を分離する。指標を固視した状態で

片眼を遮蔽し、他眼の動きを観察することで斜視の有無を観察する。例えば非遮蔽眼が内から外へ動けば内斜視があるといえる。

次に、遮閉除去試験で遮閉を除去したときの動きを観察する。遮閉していた眼が動いて両眼固視できれば斜位と判断できる。

交代遮閉試験（alternate cover test：ACT）

交互に遮閉することで両眼視をまったくさせない状態をつくる検査である。斜位も含めた全斜視角を検出可能である。交代遮閉試験でまったく眼位が動かない場合は正位と判断できる。検査は遠見と近見で行う。

代表的な、内斜位、内斜視、外斜位、外斜視のCUT, ACTのそれぞれの眼の動きを次図に示す。

内斜位

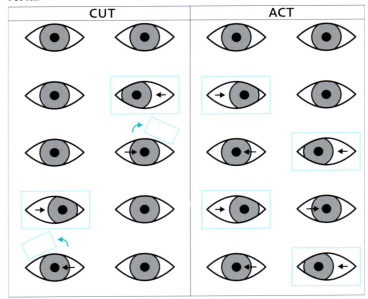

内斜視

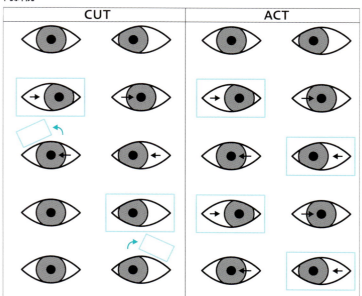

外斜位

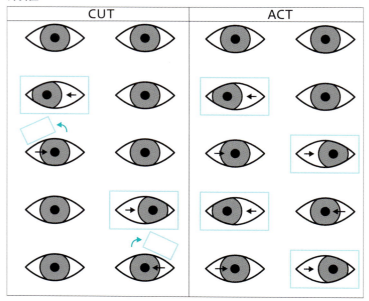

外斜視

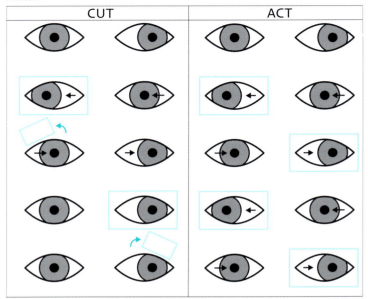

こんなときコンサルト

　斜視の原因として頭蓋内や眼窩内疾患が隠れていることがあるので、少しでも疑わしい所見があれば頭部 CT や MRI などの精査を行うべきである。斜視全例に対して検査を行うのは現実的ではないが、視力不良や眼球運動障害がある症例は特に積極的な精査を行うべきである。検査のために鎮静が必要な場合、自施設で困難であれば検査が可能な施設へと紹介する。

18 頭位異常

POINT

- 先天性では頭位異常を自覚していない場合があるので家族に写真を見せてもらうとよい。
- 頭位を矯正した場合に複視の状態が変動するかを確認する。
- 眼疾患だけでなく骨性や筋性のように整形外科的疾患による斜頸も存在することを考慮する。

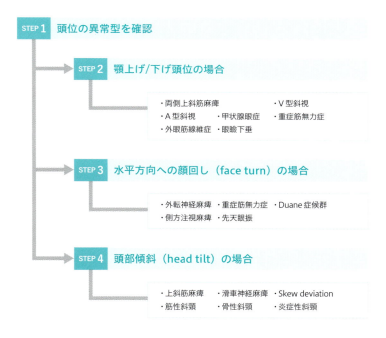

STEP 1　頭位異常の型を確認

　正面視（第一眼位）では基本的に顔は正面を保っている。しかし、上目づかいや横目づかい、顔をかしげた頭位をとってしまうことがある。これは複視を避けるために無意識に行っている場合と、頭部の筋や骨の異常によって起こっている場合がある。特に先天性の場合は頭位異常を自覚していない場

合もあるので、疑った場合には診察時の頭位や家庭での写真などを見せてもらうようにする。頭位を観察する際に患者に伝えると意識してしまい、安静頭位と違ってくる可能性もあるので、他の診察時に自然に観察するくせをつけるよう気をつけるとよい。頭位異常を主訴に眼科を受診されること自体は多くないため、他の主訴で外来受診された際にさりげなく頭位を確認する習慣をつけておくべきである。

STEP2 顎上げ/下げ頭位の場合

【顎上げ/下げ頭位】

● 鑑別疾患

両側上斜筋麻痺　　　　　　　　　重症筋無力症
V 型斜視　　　　　　　　　　　　外眼筋線維症
A 型斜視　　　　　　　　　　　　眼瞼下垂
甲状腺眼症

　顎上げ頭位をとることで眼球を上転させずに済む。つまり顎上げ頭位がある場合は眼球の上転障害がある、もしくは上転時に複視が増悪する疾患を考える。他には眼瞼下垂がある場合は下方視でしか見ることができないので顎上げ頭位となる。上転障害が見られる場合は甲状腺眼症や重症筋無力症などを考える。V 型外斜視や A 型内斜視では上方視で斜視が悪化するので同様に顎上げ頭位となる。眼瞼下垂をきたす疾患でも顎上げ頭位となり、特に外眼筋線維症では眼瞼下垂に加えて軽度下方視状態で眼位が固定してくるため顎上げ頭位をとることが多い。眼瞼下垂の鑑別については 99 ページ参照。

　顎下げ頭位は反対に眼球を下転することができない、もしくは下転時に複視が増悪する疾患で見られる。上斜筋麻痺は片側性であれば顎下げよりもむしろ頭部傾斜が主であるが、両側性上斜筋麻痺では下転に伴う外方回旋偏位を増悪させないために顎下げ頭位となる。

┌『Memo』────────────────────────────
　滑車神経麻痺は脳梗塞や脳腫瘍などさまざまな疾患によって生じる。中でも両側滑車神経麻痺は交通事故など頭部の高エネルギー外傷によって生じることが多い。滑車神経は橋にある滑車神経核から背側に出て交差し、上斜筋へと向かう。このとき橋のうしろで滑車神経が交差するので正面からの衝撃

で橋が交差部にぶつかると両側の滑車神経麻痺となる。片側性の滑車神経麻痺では第一眼位では上下斜視となるが、両眼性では第一眼位で一見正位に見えるため疑った状態で病歴や複視、眼球運動障害などの検査を行わなければ見のがしてしまう可能性があるので注意が必要である。

STEP 3 水平方向への顔まわし（face turn）の場合

【水平方向への顔まわし（face turn）】

●鑑別疾患
外転神経麻痺	側方注視麻痺
重症筋無力症	先天眼振
Duane 症候群	

　水平方向への顔回しには、眼球運動障害によるものと先天眼振によるものがある。眼球運動障害について考えると、例えば右方視ができない場合（右眼外転障害もしくは左眼内転障害）には顔を右に顔まわしする。外転の単独障害の場合は外転神経麻痺や Duane 症候群を考える。また、内転の単独障害の場合は神経支配に沿わないため MLF 症候群などの核上性の障害や重症筋無力症や甲状腺眼症などの筋性もしくは神経筋接合部の障害を考慮する。先天眼振について考えると、眼振の振幅が最小となる静止位というものが存在する。例えば左方視をした場所が静止位だとすると正面視や右方視では眼振がでて見づらいため、右側へ顔回しをして眼球は左方視をした状態でものを見ようとする。また、先天眼振は輻輳で改善することも特徴である。以上のように水平方向への顔まわしが見られる際には眼球運動および眼振の有無の確認が重要である。

先天眼振

　生後 3 〜 4 ヵ月頃に発症する。

　眼振は左右同程度で注視により増悪するが、動揺視やめまいは伴わない。視力は 0.1 〜 0.5 程度で乱視を合併することが多い。

　黄斑部低形成や視神経障害など視路に先天的な異常を伴う感覚性先天眼振と、視路障害を伴わない運動性先天眼振に分類される。

　発症初期は大きな水平の往復運動が見られ、次第に振り子眼振となり、1歳頃から律動眼振がみられ始める。そして 5 歳頃までに静止位が確立されるようになると、その静止位の位置によって異常頭位が見られるようになる。

　振幅は静止位から離れた方向を見ようとするほど大きくなり、輻輳により

振幅が減少する。また、視運動性眼振（OKN）を行うと生理的な眼振とは逆向きとなる錯倒現象を認めることも特徴的である。

治療としては静止位が正面にくるようにプリズムで矯正や斜視手術を行う。また、屈折異常や乱視を合併しやすいので屈折矯正を行う。

STEP4　頭部傾斜（head tilt）の場合

【頭部傾斜（head tilt）】

●鑑別疾患

上斜筋麻痺	筋性斜頸
滑車神経麻痺	骨性斜頸
Skew deviation	炎症性斜頸

頭部傾斜とは頭部が斜めに傾いた状態のことである。原因としては上斜筋麻痺やskew deviation、もしくは頸部の筋や骨などの異常が挙げられる。

眼科医として鑑別すべきなのは上記のうち上斜筋麻痺とskew deviationである。

上斜筋麻痺

上斜筋には下転・外転・内方回旋作用がある。内方視時の下転作用が主な作用であり内下方視時に作用する筋である。また、第一眼位では主に内方回旋作用をになう。上斜筋麻痺が起こると外方回旋偏位および軽度上斜視となる。

顔を傾けたとしても、眼球の回旋作用により地面に対して一定の傾きを保つことが可能であるが、右上斜筋麻痺があると、右方向へ顔を傾けた場合に右眼は内方回旋ができないので上斜筋以外に内方回旋作用のある上直筋が作用して上転する。これをBielschowsky頭部傾斜試験陽性と呼ぶ。患側に顔を傾けると患眼が上転すると覚えておくとよい。

Skew deviation

脳幹や小脳疾患などで耳石器から垂直眼球運動中枢や垂直外眼筋への重力感受経路の障害が起こり、前庭系入力の左右不均衡による上下斜視をきたしたものである。上転眼が内方回旋、下転眼が外方回旋しており、回旋を代償するのであれば上転眼側へhead tiltが見られるはずであるが、下転眼側へhead tiltしているのが特徴である。上斜筋麻痺でも下転眼側（健側）へhead tiltが見られるが、上斜筋麻痺では上転眼が外方回旋しているのに対

して、skew deviation では上転眼が内方回旋しているの鑑別可能である。

筋骨格系の異常による斜頸

眼球運動障害を伴わない斜頸の場合は筋・骨格系の異常を疑う。

検査と治療

頭位異常が主訴になることはまれなので、診察室へ入ってきたときから念入りに観察して見のがさないことが重要である。頭位異常がある場合には眼球運動障害の有無を確認する。

眼位異常や眼球運動障害の中には頭蓋内病変が隠れている場合があるので小児であったとしても MRI 検査をためらうべきではない。

斜視や先天眼振では屈折異常を伴うことが多く、弱視予防のために屈折矯正を行う。第一眼位矯正のためには手術が必要となる。

こんなときコンサルト

・頭位異常の原因が眼球運動障害である場合には頭蓋内病変の可能性があるので、頭部 CT／MRI 検査を行い、異常が見つかった場合には小児科や脳神経外科／内科へ紹介する。小児の場合頭部 MRI 検査には鎮静が必要となる場合があるので、自施設で検査困難であれば可能な施設へ紹介する。

PART 3

継続外来

01	麦粒腫・霰粒腫	162
02	眼窩蜂窩織炎	165
03	ドライアイ	168
04	角膜炎	174
05	開放隅角緑内障	178
06	ぶどう膜炎	187
07	網膜裂孔・網膜剥離	192
08	網膜静脈閉塞症	195
09	糖尿病網膜症	198
10	加齢黄斑変性症	205
11	中心性漿液性網脈絡膜症	211

01　麦粒腫・霰粒腫

はじめに

　麦粒腫は眼瞼のZeiss腺やMoll腺、マイボーム腺に急性化膿性炎症を生じものをいう。特にZeiss腺やMoll腺に炎症を生じるものを外麦粒腫、マイボーム腺に炎症を生じるものを内麦粒腫と呼ぶ。一方でマイボーム腺梗塞が起こり、分泌物の貯留に伴い慢性肉芽腫性炎症を生じたものを霰粒腫と呼ぶ。霰粒腫には化膿性炎症を合併することがあり、化膿性霰粒腫と呼ぶ。

症　状

　化膿性炎症の起こっている麦粒腫や化膿性霰粒腫では感染部位の発赤、腫脹、圧痛、熱感を認める。また瞬目に伴う疼痛を主訴とすることも多い。化膿性霰粒腫と内麦粒腫については霰粒腫の肉芽腫形成が明らかであれば鑑別は容易であるが、肉芽腫が小さい化膿性霰粒腫の場合や、麦粒腫の治療過程で霰粒腫を生じることもあるので明確な区別は非常に困難である。

　霰粒腫では眼瞼皮下に円形で硬い腫瘤を触れる。発赤や腫脹を伴うことはあるが、麦粒腫や化膿性霰粒腫と違って圧痛は認めない。腫瘤は拡大傾向となる場合があり、皮膚側に穿破したり結膜側へ拡大してポリープ状の腫瘤となる場合もある。

経過観察の注意点

　前述の通り麦粒腫か霰粒腫かの鑑別は難しい場合があるが、圧痛や熱感の存在が細菌感染の有無に重要であり、それらを認める場合には抗菌薬治療を行い、圧痛がない場合には抗菌薬は使用せずに霰粒腫として保存的に経過を見る。

　麦粒腫や化膿性霰粒腫では感染が周囲の皮下組織へ波及し、蜂窩織炎へと至ることがある。病変部位以外にも広い範囲の腫脹や圧痛を伴うようになっ

ている場合には蜂窩織炎になっていると想定して点眼加療だけでなく内服抗菌薬も併用する必要がある。

霰粒腫については保存的加療として抗炎症のためステロイドの点眼や軟膏を行う。また、マイボーム腺梗塞が原因のためマイボーム腺のケアのために温罨法やリッドハイジーンも治療・予防ともに有効である。保存的加療に反応せずに腫瘤が拡大する場合には早めにステロイドの局所注射もしくは手術の判断を行う必要がある。ステロイドの局所注射と手術の比較では治癒率に有意差がなかったとの報告もされている[1]。治療法の選択については手術がより確実ではあるものの痛みを伴うこと、局所注射では治癒に平均5日ほど要することや合併症として皮膚の脱色素やトリアムシノロンの沈着、眼瞼の脂肪萎縮などが存在することを考慮して患者と相談して決定する必要がある。

小児では眼瞼の組織が脆弱なため腫瘤が拡大する傾向が強く、特に下眼瞼の腫瘤では皮膚側に穿破した場合に痕を残してしまうこともあるので注意が必要である。また、小児に対するステロイド使用ではステロイドレスポンダーによる眼圧上昇リスクが高いため眼圧のチェックも欠かさず行うべきである。

治　療

麦粒腫・化膿性霰粒腫
・処方
　セフメノキシム（0.5%）点眼液　1日4回
　または
　レボフロキサシン（1.5%）点眼液　1日4回

霰粒腫
・温罨法、リッドハイジーン

・薬物治療
　フルオロメトロン（0.1%）点眼薬　1日4回
　または
　プレドニン®眼軟膏　1日2回

・ステロイド局所投与

　ケナコルト®（40 mg/mL）0.05 mL 注射（皮膚の脱色素やトリアムシノロン沈着を予防するためには経結膜側から霰粒腫内に注射すると良い）

・手術加療

参考文献

1) Simon B, et al：Intralesional triamcinolone acetonide injection versus incision and curettage for primary chalazia: a prospective, randomized study. Am J Ophthalmol 151（4）: 714-718, 2011.

02 眼窩蜂窩織炎

はじめに

　蜂窩織炎は四肢や顔面に好発する真皮〜皮下脂肪組織に生じる細菌感染症である。眼科で診察するのは主に眼周囲の蜂窩織炎であり、炎症の波及範囲から眼窩隔膜前蜂窩織炎と眼窩蜂窩織炎とに分けられる。炎症が眼窩内に波及している眼窩蜂窩織炎では髄膜炎の発症や失明などの重篤な合併症を伴うことがあるので注意が必要である。眼窩蜂窩織炎で眼窩内圧が上昇した場合には経静脈的に眼窩内へ細菌が逆流する可能性や、海綿静脈洞にも炎症波及する可能性がある。

　原因としては表皮の外傷から皮下組織に細菌感染を起こす場合と、副鼻腔炎や涙嚢炎、菌血症などから二次的に皮下組織に感染が波及する場合とが存在する。

　眼窩と篩骨洞との間には一部交通している箇所もあり、副鼻腔の感染が眼窩へ波及しやすい特徴がある。

症状・検査

　眼瞼の発赤、腫脹、熱感、圧痛が見られる。これらの所見は炎症の4徴と呼ばれる。蜂窩織炎では発赤部位と圧痛部位が一致する傾向にある。皮膚外傷や麦粒腫など蜂窩織炎の原因となる病変を認める可能性があるので注意深く観察する必要がある。眼窩へ炎症が波及している場合には眼球運動障害や眼球突出、症例によっては視力障害も併発していることがあるのでこれらの症状が見られた場合には注意が必要である。また、重症例では発熱や頭痛、傾眠（意識障害）を合併することもあり、この場合には髄膜炎の合併を考慮する必要がある。

　検査としては視診、触診をまず行う。触診では圧痛や熱感の有無を確認するが、熱感の評価は手掌よりも手背が判別しやすい。

　他には視力眼圧など一般的な検査を行い、眼球突出や眼球運動障害につい

ても評価する。

眼窩内の炎症が疑わしい場合には眼窩部 CT 検査を行う。CT は骨条件では軟部組織の評価がしづらいため腹部条件で観察すると眼窩内脂肪組織の炎症所見を評価しやすい。

蜂窩織炎において血液培養の陽性率は非常に低いため必ずしも必須の検査ではないが、起因菌が検出できた場合には耐性の有無まで確認できるため、重症例であれば検討する。膿瘍形成している場合には嫌気培養を行う。

眼瞼腫脹のみでその他眼所見が正常であれば眼窩隔膜前蜂窩織炎の可能性が高いが、少しでも眼窩内の炎症を疑った場合や、診察がしづらい場合（小児など）、鼻漏など副鼻腔炎を示唆する所見を認める場合には積極的に眼窩部 CT 検査を行うべきである。

経過観察の注意点

眼窩隔膜前蜂窩織炎か、眼窩蜂窩織炎かで対応は大きく異なる。

眼窩蜂窩織炎が除外され、眼窩隔膜前蜂窩織炎と診断できた場合には表層に蜂窩織炎が表層にとどまっているため外来での内服治療も選択肢となる。眼窩隔膜前蜂窩織炎であったとしても内服アドヒアランス不良が疑われたり、眼窩蜂窩織炎が除外できない場合には入院での点滴加療が望ましい。外来の場合は、少なくとも数日以内での再診を行い治療効果が出ていることを確認する。

眼窩蜂窩織炎の場合は原則入院での点滴加療を行う。なぜなら眼窩は頭蓋底とも近く、最悪の場合髄膜炎への炎症波及によって命をおびやかす可能性があるからである。

治　療

・点眼
　セフメノキシム（0.5%）点眼液　1日4回
　または
　レボフロキサシン（1.5%）点眼液　1日4回

・内服（腎機能正常の場合）
　サワシリンカプセル 250　1 回 1 カプセルを 1 日 3 回
　オーグメンチン配合錠 250RS　1 回 1 錠を 1 日 3 回*

＊サワシリンカプセル 250 にはアモキシシリンが 250mg 含有されており、オーグメンチン配合錠 250RS にはアモキシシリンが 250mg とクラブラン酸が 125mg 含有されている。国際的にはアモキシシリン 500mg とクラブラン酸 125mg を 1 日 3 回投与が標準的な用量となっており、2 剤を併用することで同様の処方にすることができ、俗にオグサワ療法と呼ばれる。2 剤を用いるのは煩雑なのでオーグメンチンを 1 回 2 錠投与する医師もいるが、アモキシシリンの量は満たせるもののクラブラン酸が過剰となり下痢の副作用が増加するため可能であればオグサワ療法での処方が望ましい。

・点滴（腎機能正常の場合）
　アンピシリン / スルバクタム 3g を 6 時間ごと

03　ドライアイ

はじめに

　ドライアイは、様々な要因により涙液層の安定性が低下する疾患であり、眼不快感や視機能異常を生じ、眼表面の障害を伴うことがある。

　以上がドライアイの定義であり、病因としては「涙液層の不安定化」および「瞬目時の摩擦亢進」が挙げられる。

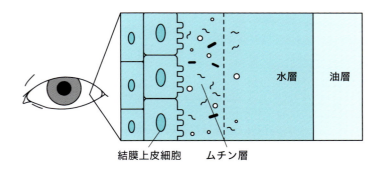

　涙液層は図の通り3層の構造で眼表面を覆う。

① 油層
　マイボーム腺などの脂腺から分泌される油が水層表面をおおうことで、涙液の蒸発を防ぐ。
② 水層
　眼表面の湿潤状態を保つだけでなく、抗菌作用や栄養補給も担う。
③ ムチン層
　ムチン層は水層と眼表面の間にあり、眼表面の摩擦を軽減し、瞬目時の眼瞼と眼表面の摩擦を軽減する役割も担う。

　これら3層のバランスが崩れることにより涙液層不安定化によるドライアイを発症し、要因として「涙液量の減少」、「眼表面上皮の水濡れ性低下」、「涙液蒸発量の亢進」が推測されている。

ドライアイの分類

ドライアイの病因と代表疾患を図に示す。

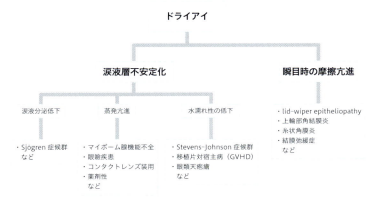

実際の臨床では複数の原因がオーバーラップすることもしばしばあり、明確に分類することは難しいが、主な病態生理と代表疾患を理解することができれば、適切に診断し、後述の層別治療を行うことが可能となる。

涙液には眼表面を乾燥を防ぐ働きだけでなく、それ自身が潤滑剤として摩擦を防ぐ働きを持っている。涙液層不安定化は前者に、瞬目時の摩擦亢進は後者の機能に関連する疾患である。

涙液層不安定化は「涙液分泌低下」、「蒸発亢進」、「水濡れ性の低下」の3つからなる。涙液分泌低下は涙腺からの涙液分泌低下によって引き起こされ、Sjögren症候群によるものとそれ以外に分類される。Sjögren症候群以外の涙液分泌が低下する疾患としては涙腺機能低下や涙腺開口障害、三叉神経障害による反射性流涙障害、薬剤性などが挙げられる。

涙液の蒸発亢進は主にマイボーム腺機能不全に伴うmeibum分泌減少が原因となる。また、油層の異常だけでなく眼瞼疾患やコンタクトレンズ装用なども蒸発亢進の原因となる。

従来は涙液層不安定化によるドライアイは涙液分泌低下と蒸発亢進に分類されていたが、ムチン減少による水濡れ性の低下もドライアイの原因として注目されている。

Stevens Johnson 症候群や移植片対宿主病（GVHD）、眼類天疱瘡など結膜に慢性炎症を引き起こす疾患では結膜上皮の角化が起こり、ムチンを分泌する結膜杯細胞が減少することで水濡れ性低下によるドライアイを引き起こす。

　眼表面の摩擦亢進は、涙液の水分量や膜型・分泌型ムチンの減少、あるいはムチンの質的異常が原因となる。摩擦亢進が起こると、瞬目のたびに眼瞼結膜上皮と眼球結膜上皮や角膜上皮が相互作用することにより、炎症を引き起こす。代表疾患としては lid-wiper epitheliopathy、上輪部角結膜炎、糸状角膜炎、結膜弛緩症などが挙げられる。

症状と検査

ドライアイの診断基準は次の①、②の両者を有するものである。

① 　眼不快感、視機能異常などの自覚症状
② 　涙液層破壊時間（BUT）が 5 秒以下

　つまりドライアイの診断を行うためには自覚症状の存在が不可欠である。臨床的には無症候性の BUT 短縮患者をしばしば経験するが必ずしも治療が必要ではない点に注意が必要である。

　BUT 測定は涙液層安定性の指標として重要であり、フルオレセイン染色下での角膜上の涙液層破壊パターンを観察することで涙液層の中でも主にどこに異常があるかを推測することが可能である。涙液層破壊パターンについてはドライアイガイドライン[1] を参照。

　また、ドライアイ診断においてマイボーム腺機能不全の併存についても必ず確認すべきである。マイボーム腺機能不全は涙液蒸発亢進型ドライアイの主要な原因である。
　正常マイボーム腺とマイボーム腺機能不全のシェーマを示す。

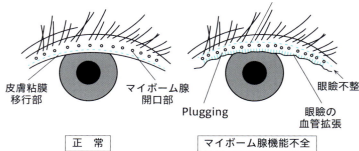

マイボーム腺機能不全の所見としては主に次の4つが挙げられる。
① plugging
② 眼瞼の血管拡張
③ 眼瞼不整
④ 皮膚粘膜移行部の前方移動

マイボーム腺の開口部は眼瞼縁に存在する。マイボーム腺機能不全では開口部がmeibumによって栓になっている所見（①）や、開口部周囲の血管拡張（②）、不整な眼瞼縁所見（③）を認める。また、よく観察すると眼瞼縁には眼瞼結膜の粘膜と皮膚の境界が存在しており、マイボーム腺開口部は皮膚側にあるのが正常である。それに対してマイボーム腺機能不全では粘膜部分が皮膚側に広がっており、マイボーム腺開口部が粘膜側に存在する（④）。

経過観察の注意点

ドライアイの診断基準を満たしたとしても、自覚症状の原因がドライアイであるとは限らない点に注意が必要である。ドライアイ治療に反応しない場合特に鑑別すべき疾患として眼精疲労が挙げられる（眼精疲労の項、118ページ参照）。

また、ドライアイによる点状表層角膜症（SPK）を疑った場合には鑑別としてマイボーム腺機能不全に伴う非フリクテン角膜上皮症や、薬物毒性に伴う角膜障害なども考慮する必要がある。

非フリクテン角膜上皮症はドライアイ治療だけでは改善せず、マイボーム腺機能不全に関連した眼瞼炎に対する治療が必要である。SPKを認めた場

合には必ずマイボーム腺機能不全や眼瞼炎の併発についても確認する必要がある。

　点眼薬には薬剤自体が角膜毒性を持つものだけでなく、点眼に含まれる防腐剤が角膜上皮障害を引き起こすこともある。ドライアイによる角膜上皮障害との鑑別点として、ドライアイでは角膜障害以上に眼球結膜の障害が強いのに対して、薬物毒性では結膜の障害は軽度で角膜の障害が強いというのが特徴的である（図）。

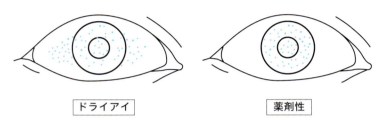

治　療

ドライアイ治療においては眼表面の層別治療（図）が重要である。

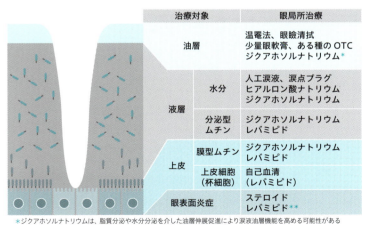

＊ジクアホソルナトリウムは、脂質分泌や水分分泌を介した油層伸展促進により涙液油層機能を高める可能性がある
＊＊レバミピドは抗炎症作用によりドライアイの眼表面炎症を抑える可能性がある

監修：ドライアイ研究会

TFOT（Tear Film Oriented Therapy）
【眼表面の層別治療】

・ドライアイの治療

ヒアルロン酸ナトリウム（0.1％）点眼薬　1日4回（自覚症状、涙液安定性、角膜上皮障害を改善）

または

ジクアホソルナトリウム（3％）点眼薬　1日3回

または

レバミピド（2％）点眼薬　1日4回（水濡れ性、眼表面の摩擦を改善）

または

フルオロメトロン（0.1％）点眼薬　1日4回（眼表面炎症を改善）

・マイボーム腺機能不全の治療

・非薬物治療

　温罨法

　リッドハイジーン

・薬物治療

　　アジスロマイシン点眼薬　初めの2日は1日2回、その後12日間は1日1回（計14日）

『Memo』

　マクロライド系やテトラサイクリン系、ドキシサイクリン系の抗菌薬内服もMGD治療に用いられてきており、有効性の報告も存在していることからアジスロマイシン点眼が使用できるようになる前は本邦でも内服治療が行われていた。しかし比較的長期間の内服が必要であったり、全身への副作用の観点からも眼科医にとっては管理が難しいデメリットがある。中等度〜重症MGD患者に対してアジスロマイシン点眼とドキシサイクリン内服の有効性を検証したところ同等に有効との報告[2]もあり、現在MGDに対して抗菌薬を処方するのであればアジスロマイシン点眼を1st choiceとすべきであると筆者は考える。

参考文献

1）ドライアイ研究会診療ガイドライン作成委員会：ドライアイ診療ガイドライン．日眼会誌 123：489-592, 2019.

2）Satitpitakul V, et al：Efficacy of azithromycin 1.5 ％ eyedrops vs oral doxycycline in meibomian gland dysfunction: a randomized trial. Graefes Arch Clin Exp Ophthalmol 257：1289-1294, 2019.

04 角膜炎

はじめに

　角膜炎とは角膜に炎症をきたす疾患の総称であり、角膜上皮障害や角膜内細胞浸潤、前房内炎症などの症状を呈する。

　原因としては以下の3種類に大別できる。

① 微生物やウイルス感染が原因となるもの
② 微生物やウイルスに対する免疫反応が原因となるもの
③ 微生物やウイルスが関与しないもの

　①の微生物やウイルス感染が原因となる角膜炎としては細菌性角膜潰瘍やヘルペスによる角膜上皮炎、アカントアメーバ角膜炎などが挙げられる。

　②の微生物やウイルスに対する免疫反応が原因となる角膜炎としてはカタル性角膜浸潤やヘルペスによる角膜実質炎などが挙げられる。

　③の微生物やウイルスが関与しないものとしては膠原病による周辺部角膜潰瘍やMooren潰瘍などが挙げられる。

角膜炎の診断

　前述のように角膜炎の原因は多岐にわたるため診断は困難であるので、感染性角膜炎診療ガイドライン（第2版）に記載されている診断フローチャートが有用である[1]。角膜浸潤が中央にあるか周辺部にあるのか、単発なのか多発するかといった情報からフローチャートをたどることで診断にたどりつくことが可能である。角膜疾患に慣れていない先生は目の前の患者の角膜浸潤がどれに当てはまるか難しいかもしれないが、同ガイドラインに記載されている細隙灯顕微鏡所見のパターンが参考になる。

04 角膜炎

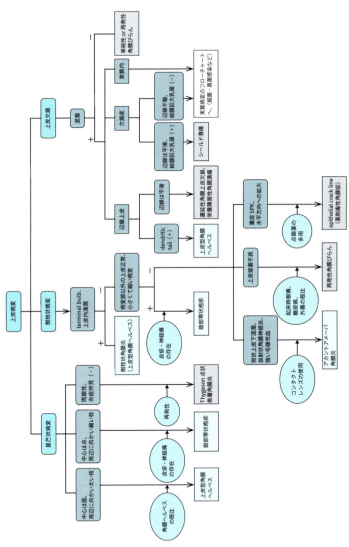

感染性角膜炎を主体とした実質病変のフローチャート

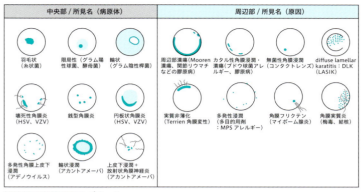

細隙灯顕微鏡所見のパターン
薄色：浮腫、濃色：角膜浸潤、≈：血管侵入。

　このような所見を言語化できるようになることで、フローチャートを用いることができ、またオンラインで所見を検索して画像検索でよく似た所見を呈する症例について調べることが可能となる。

　角膜炎の中でも細菌、真菌、アカントアメーバによる感染性角膜炎を疑った場合には角膜擦過を行い塗抹検査や培養検査を行っていただきたい。慣れれば角膜所見から原因微生物を推定することは可能であるものの、非典型な症例や耐性菌が関与している場合にはこれらの検査が唯一の手がかりとなることもある。

　感染性角膜炎に対して不適切にステロイド点眼を使用すると悪化させてしまうリスクがあるため、少しでも診断に悩んだ場合にはステロイド点眼の使用は避けるべきである。細菌性角膜潰瘍が周辺部角膜潰瘍と誤診されたり、アカントアメーバ角膜炎がヘルペス角膜実質炎と誤診されてステロイド点眼を使用されている例がしばしば存在している。別の診断だと考えたとしてもステロイド点眼を使用する際には一歩立ち止まって考える習慣をつけるべきである。細菌性角膜炎に対してのステロイド点眼を併用することで角膜に対する免疫応答を抑制し、角膜混濁を改善させられる可能性があるので筆者自身も症例によっては行っているが、エビデンスが不明瞭であり最新のガイドライン[2]では行わないことが弱く推奨されているため慣れないうちは安易に使用すべきではないと考える。

04　角膜炎

角膜炎の治療

グラム陽性球菌による細菌性角膜炎

・処方

　セフメノキシム（0.5％）点眼液　1日6回

　および

　モキシフロキサシン（0.5％）点眼液　1日6回※

　および

　オフロキサシン（0.3％）眼軟膏　1日1回 就寝前

『Memo』

　モキシフロキサシンは新世代のキノロン系抗菌薬で従来のものでは抗菌活性が弱かった連鎖球菌や一部の嫌気性菌に対して活性を示すのでグラム陽性球菌に対して用いる。一方で緑膿菌に対する活性は低下しているため起因菌が不明もしくはグラム陰性桿菌を疑う場合にはレボフロキサシン点眼を用いる。

グラム陰性桿菌による細菌性角膜炎

・処方

　トブラマイシン（0.3％）点眼液 1日4〜6回※

　および

　レボフロキサシン（1.5％）点眼液 1日6回

　および

　オフロキサシン（0.3％）眼軟膏 1日1回 就寝前

※トブラマイシン点眼は薬剤毒性が強いため1日6回以上の点眼を2週間以上は行わないようにする。漫然と高頻度の点眼を継続していると栄養障害性角膜潰瘍を引き起こし、場合によっては前房蓄膿をきたすこともあり細菌性角膜炎の増悪と判断に困る場合があるので注意が必要である。

参考文献

1) 日本眼感染症学会感染性角膜炎診療ガイドライン第2版作成委員会（編）：感染性角膜炎診療ガイドライン（第2版）．日眼会誌，117：467-509，2013．

2) 日本眼感染症学会感染性角膜炎診療ガイドライン第3版作成委員会（編）：感染性角膜炎診療ガイドライン（第3版）．日眼会誌，127：859-895，2023．

05 開放隅角緑内障

はじめに

緑内障は、視神経と視野に特徴的変化を有し、通常、眼圧を十分に下降させることにより視神経障害を改善もしくは抑制しうる眼の機能的構造的異常を特徴とする疾患であると定義されている。

つまり、眼圧によって視神経障害やそれに伴う視野障害をきたす疾患と考えられる。緑内障はさらに開放隅角緑内障、閉塞隅角緑内障、続発緑内障に分類される。ここでは緑内障の中でも我が国で最も頻度の高い[1] 開放隅角緑内障について述べる。

開放隅角緑内障はさらに高眼圧を伴う原発開放隅角緑内障と眼圧が正常範囲の正常眼圧緑内障に分類される。高眼圧が必ずしも緑内障発症の原因となるのではなく、特に日本人では正常眼圧緑内障の頻度が高いことも知っておく必要がある。年齢や人種およびその他の危険因子（家族歴や薄い角膜厚、低血圧、乳頭周囲網脈絡膜萎縮 β 域が大きい、角膜ヒステレシスが低いなど）によって神経線維が障害を受ける眼圧は異なっている。また、高眼圧症があったとしても緑内障を発症しない場合もあるので、高眼圧のみに対して安易に緑内障点眼を処方することのないように注意していただければ幸いである。

開放隅角緑内障の検査

まずは問診で緑内障危険因子（低血圧や糖尿病、片頭痛、睡眠時無呼吸症候群など）や薬剤歴、眼手術歴、家族歴などを聴取する。次に視力や眼圧検査、細隙灯顕微鏡検査、眼底検査を行う。眼圧検査は非接触眼圧計が簡便なため用いられるものの、脈波の影響を受けやすく不正確な値となる場合もあるので、緑内障患者では特に Goldmann 圧平眼圧計や反跳式眼圧計（iCare®）でも測定することが望ましい。細隙灯では特に隅角検査が重要で、隅角閉塞の有無や虹彩前癒着や新生血管などを確認する。その他水晶体の膨隆や脱臼の有無などを確認する。眼底検査では視神経乳頭陥凹の拡大や網膜

神経線維層の菲薄化を確認する。近年では OCT を用いて黄斑周囲神経線維層の厚さを評価可能であり、緑内障診療に有用である。最後に最も重要な検査が視野検査である。視野検査には動的視野検査と静的視野検査が存在している。静的視野検査では初期緑内障の視野異常検出に鋭敏であり、検者に特別な技能は必要としないのに対して、動的視野検査は末期緑内障の残存視野検出が可能であるが検者によって制度にバラツキが出るという特徴がある。

検査ではまず、問診でのリスク因子や、高眼圧症や眼底検査で視神経乳頭陥凹拡大を認める場合に開放隅角緑内障の存在を疑う必要がある。開放隅角緑内障は「視神経乳頭の緑内障性変化→網膜神経線維層の菲薄化→視野欠損」の順に所見が出現するので疑った場合には眼底写真や OCT で黄斑周囲網膜神経繊維層の菲薄化を確認し、最後に視野検査で緑内障性視野欠損を確認する。これらをすべて認め、かつ所見が矛盾しない場合に緑内障の診断をつけることが可能である。

緑内障性視野異常の判定基準としては以下のいずれかを満たす必要がある[2]。

- パターン偏差確率プロットで，最周辺部の検査点を除いて p < 5％の点が 3 つ以上隣接して存在し，かつそのうち 1 点が p < 1％。
- PSD または CPSD が p < 5％。
- 緑内障半視野テストが正常範囲外。

開放隅角緑内障の治療

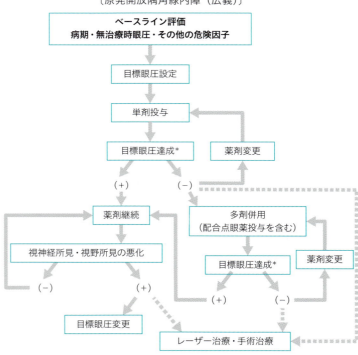

* 副作用やアドヒアランスも配慮する

開放隅角緑内障に対する治療フローチャートを図に示す[3]。

ベースライン評価

　治療開始前に、ベースライン評価を行う。開放隅角緑内障は患者にとって生涯付き合っていかなければならない疾患で長期的な治療評価を行う必要がある。その際に基準となるデータを必ず記録しておく。特に無治療時の眼圧データが重要である。無治療時の眼圧というのは患者に緑内障性視神経障害を引き起こした眼圧であり、このままであればさらに障害が進行すると考えられる。眼圧は日内変動、日差変動があるので無治療時のベースライン眼圧を最低3回は測定しておく。また、視野検査も初回は不慣れなため実際よりも悪い結果となることがあるので信頼性が乏しい場合には複数回行った後の

データをベースラインデータとして設定する。その他眼底写真やOCTは頻回に撮影する必要はないが、治療開始時のデータを残しておけば視神経乳頭陥凹拡大や網膜神経線維層の菲薄化が進行した際に判定材料となる。

目標眼圧設定

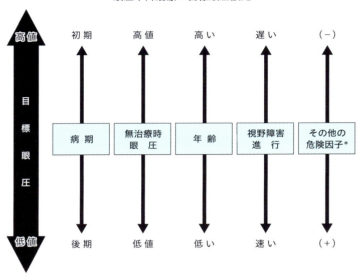

眼圧下降治療：目標眼圧設定

＊ 家族歴、陥凹乳頭径比が大きい、視神経リム面積が小さい、乳頭出血、乳頭周囲網脈絡膜萎縮β域が大きい、角膜厚が薄い、角膜ヒステレシスが低い、眼灌流圧が低い、拡張期・収縮期血圧が低い、2型糖尿病、落屑症候群、薬物アドヒアランスが不良。

ベースラインとなるデータがとれれば、次は目標眼圧の設定を行う。

目標眼圧はベースライン眼圧を元に設定するが、治療開始時の患者の病期や眼圧、年齢、視野進行速度、その他の危険因子などを参考に決定する（図[3]）。例えば患者が若年であれば、余命が長いと想定され、長期間にわたって視野を維持する必要があるので目標眼圧はより低く設定する必要がある。具体的にはベースライン眼圧から20〜30％程度の下降を目標とすることが多い。

薬物治療

眼圧下降効果、点眼回数、副作用の面で優れているFP受容体作動薬が第一選択として最も使用されている[4]。しかしFP受容体作動薬にはプロスタグランジン関連眼窩周囲症（PAP：Prostaglandin-associated periorbitopathy）の副作用があるので、これを避けるためにEP$_2$受容体作動薬やβ遮断薬も第一選択となり得る。

　治療効果には個人差があり、日によっても変動するので可能であれば片眼トライアルを行うべきである。これは片眼にだけ点眼をした状態で治療眼と非治療眼の眼圧比較することで点眼効果を比較することができるという方法である。特にFP受容体作動薬やEP2受容体作動薬には眼圧効果が出ないノンレスポンダー患者がいるので注意が必要である。ノンレスポンダーの場合は同じFP受容体作動薬であったとしても薬剤を変更することで、眼圧下降効果が得られる可能性があるので、疑った場合には点眼変更を行う。ここでノンレスポンダー患者に対して眼圧下降が不十分だからと安易に薬剤を追加していくことがないよう注意していただきたい。

┌『Memo』─────────────────────────
β遮断薬は片眼への投与であっても両眼に眼圧下降効果が出現するため片眼トライアルは行えない。
└────────────────────────────────

　単剤での眼圧下降が不十分であったり、視野障害が進行して目標眼圧をさらに下げる必要がある場合には第二選択として上記薬剤に加えて、炭酸脱水酵素阻害薬、α$_2$刺激薬、ROCK阻害薬などの投与を考慮する。

　2剤以上の緑内障点眼を使用する場合には2種類の点眼を1瓶にまとめた配合点眼薬も選択肢となる。特に高齢者では点眼種類や回数が増えることでアドヒアランスが低下してしまうことがあるので、複数の点眼が難しい場合には良い選択肢となる。配合点眼薬を使用している際にはどの点眼薬同士の組み合わせなのかを適切に把握し、同効薬を追加処方することがないよう注意が必要である。

┌『Memo』─────────────────────────
　つい忘れてしまいがちであるが、点眼のアドヒアランスは非常に重要である。点眼を3剤使っても眼圧が下がらないので緑内障手術をしようと入院し、看護師が点眼管理をするようになると急に眼圧が下がったという経験は先生方にもあるのではないだろうか。緑内障以外の疾患でもいえることであるが、点眼効果が不十分と考えた際にはもう一度患者がきちんと点眼できているかを考える必要がある。単純に「点眼できていますか？」と聞いてできていると答えたとしても実際はできていないこともあるので、筆者は「何種類の点眼を1日何回ずつやっていますか？」というように聞くようにしている。これ

をすぐに答えられる場合にはアドヒアランスが良好な可能性が高い。しかし、患者はしっかりと点眼しているつもりだったとしても、手技の問題で実は眼に入っておらずこぼれていただけということもあるので、場合によっては外来時に点眼を実演してもらうことも考慮する。

緑内障点眼の特徴

代表的な緑内障点眼の特徴や注意点を述べる。

① FP 受容体作動薬

FP 受容体作動薬は前述の通り眼圧下降効果、点眼回数、副作用の点から第一選択として最も使用されている緑内障点眼薬である。1 日 1 回点眼でよい点からも使用しやすいが、局所の充血やまつげの伸長、眼瞼や虹彩の色素沈着といった PAP の副作用が存在する。副作用を軽減するためには点眼後は顔を洗っていただくよう指示する必要があり、筆者は風呂前に点眼していただくように説明している。これらの副作用は可逆性ではあるものの、整容面で気になる場合には後述の EP$_2$ 受容体作動薬や β 遮断薬を第一選択として考える。FP 受容体作動薬の中でもビマトプロストは眼圧下降効果が最も強いが、副作用も出やすい傾向にあるので特に注意が必要である。眼圧下降効果の得られないノンレスポンダー患者が存在するため、その場合は別のFP 受容体作動薬や別の作用機序の薬剤への変更を考慮する。

② EP$_2$ 受容体作動薬

FP 受容体作動薬であるタフルプロストに眼圧下降効果が非劣性で 1 日 1 回点眼かつ PAP の副作用がない点から第一選択として使用しやすい緑内障点眼薬である。一方で眼内レンズ挿入眼や無水晶体眼には黄斑浮腫を誘発する可能性があるので禁忌である。例えば右眼のみ眼内レンズ挿入眼で左眼にだけ点眼するといった使用法であったとしても同様に禁忌なので注意が必要である。また FP 受容体作動薬との併用も推奨されていないため、PAP の副作用が気になる有水晶体眼患者へ FP 受容体作動薬の代わりに使用するといった使い方が想定される。

③ β 遮断薬

眼圧下降効果について、昼間は効果が強い一方で夜間の眼圧下降効果が乏しいという特徴がある。診察時に良好な眼圧下降が得られているにも関わらず視野障害が進行する場合には夜間の眼圧下降効果が乏しい可能性を考慮する必要がある。また、β 遮断薬点眼を数ヵ月～ 1 年ほど使用していると徐々に眼圧下降効果が減弱してくる long-term drift という現象も存在する。

副作用についてはFP受容体作動薬とは逆で局所の副作用には乏しいものの、全身に作用する可能性があるため喘息やコントロール不十分な心不全、房室ブロックなどがある患者には禁忌である。使用する前には既往歴をしっかり聴取するよう心がける必要がある。

④　炭酸脱水酵素阻害薬

眼圧下降作用についてはβ遮断薬と逆で夜間の眼圧下降作用に優れるという特徴がある。副作用は点眼での使用ではあまりないが、苦味を訴える場合があるのでその際はうがいをすすめる。内服で使用する場合には、利尿作用や代謝性アシドーシス、低カリウム血症、手足のしびれなどさまざまな副作用があり、特に高齢者や腎不全患者に対しては慎重に使用する必要がある。

内服を長期的に行う場合には慣習的に低カリウム血症対策としてカリウム製剤を併せて処方することがあるが、筆者はあまり好まない。腎不全患者に炭酸脱水酵素阻害薬の内服処方を長期的に行い死亡に至ってしまった症例や、カリウム製剤を盲目的に併用したことで利尿作用による脱水＋カリウム製剤による高カリウム血症で内科へ入院になった症例なども存在するので、炭酸脱水酵素阻害薬の内服を使用する際には事前に採血で腎機能や電解質などのチェックを行い、定期処方の場合には採血のフォローも合わせて行うのが理想的であると考える。

⑤　α_2刺激薬

眼圧下降効果に加えて神経保護作用にも期待されている薬剤である。副作用としては眠気やめまいを生じる場合があり、長期間の運転など眠気のリスクがある患者には特に注意が必要である。また、α_2刺激薬点眼は脂溶性であり、BBB（Blood Brain Barrier）が未熟な小児には危険な副作用を引き起こす可能性があり、2歳以下には禁忌である。その他としては結膜充血やアレルギー性眼瞼炎を起こすことも多い。

⑥　ROCK阻害薬

眼圧下降効果だけでなく神経保護作用や角膜内皮障害に対する効果にも期待されている。α_2刺激薬と同じく結膜充血やアレルギー性眼瞼炎を起こすことが多いので注意が必要である。

経過観察の注意点

経過観察においては緑内障の進行を適切に評価し、視野障害が悪化する場

合には目標眼圧の再設定と治療強化を行う必要がある。視野障害の進行判定としてはイベント解析とトレンド解析という2つの方法が用いられることが多い。

イベント解析

最初2回の視野検査をベースライン視野として、それ以降の視野検査結果と比較する方法である。3つの連続した測定点が連続して2回以上悪化した場合を進行とみなす。各測定点のパターン偏差によって判定するので局所的な変化を捉えやすく、白内障などその他疾患の影響を受けづらいという特徴がある。

トレンド解析

MD（Mean deviation）やVFI（Visual field index）が1年間にどの程度悪化するかを線形回帰式から調べる方法である。視野全体の変化をとらえやすい一方で、局所的な変化や早期視野障害を検出しづらく、白内障などその他疾患の影響を受けやすいという特徴がある。

MD値とは静的視野検査のすべての測定点に対して、同年代の健常者と比較してどれくらい感度が低下しているかを示す値である。VFIはMD値よりもより中心視野の重要性を持たせた指標である。例えばMD値が同じ2者において、一方が中心視野欠損が大きい場合はもう一方よりもVFIは悪い値となる。

横軸を年齢、縦軸をMD値としてプロットして、直線回帰したMD slopeを用いて緑内障の進行速度を推測する方法を用いることが多い。MD値は−30dB程度でほぼ失明状態となるので、現在のMD値とMD slopeをもとにあと何年中心視野を維持できるかを推測する。例えば現在60歳でMD値が−5.0dB、年間−0.5dBずつ低下している場合には失明するまで約50年程度かかる計算となる。同じ患者でMD値が年間−1.0dBずつ低下している場合には25年で失明してしまうので、より低い眼圧目標を設定する必要があると判断できる。一般的に−0.5dB/年以下にすることを目標とすることが多い。

参考文献

1) Iwase A, et al：Tajimi Study Group, Japan Glaucoma Society：The prevalence of primary open-angle glaucoma in Japanese：the Tajimi Study. Ophthalmology 111：1641-1648, 2004.
2) Anderson DR, et al：Automated Static Perimetry, 2nd edtion. Mosby, St.

Louis, 121-190, 1999.
3）日本緑内障学会緑内障診療ガイドライン作成委員会：緑内障診療ガイドライン（第 5 版）.
日眼会誌 126：85-177, 2022.
4）Li T, Lindsley K, Rouse B, Hong H, Shi Q, Friedman DS, et al：Comparative effectiveness of firstline medications for primary open-angle glaucoma：a systematic review and network meta-analysis. Ophthalmology 123：129-140, 2016

06 　ぶどう膜炎

はじめに

　ぶどう膜は主に血流が豊富な組織である。そのため血流を通じて感染や異常な免疫応答を引き起こしたり、悪性腫瘍細胞が転移したりとさまざまな疾患を生じる。これらの原因によってぶどう膜に炎症を起こす疾患を総称してぶどう膜炎と呼ぶ。

　ぶどう膜炎の原因は多岐にわたる上に、全身疾患に合併することもまれではないため眼科医にとっては苦手な疾患の一つではないだろうか。ここではぶどう膜炎診療に苦手意識を持つ医師向けに筆者の考え方を述べる。

ぶどう膜炎の診断

　ぶどう膜炎診療に苦手意識を持つ眼科医が多い原因には様々な原因疾患があることや、確定診断が難しいことが挙げられる。さらに専門施設や大学病院による精査を行ったとしても 36.6％は原因不明であったという報告もある[1]。しかしぶどう膜炎診療はまず原因疾患を特定する姿勢を持たなければ診断をすることはできない。前房内炎症があればとりあえずステロイド点眼を処方するような診療を行っていると自身が成長しないだけでなく、ときに自身の手で患者を重症化させてしまうこともあるので注意が必要である。

　ぶどう膜炎を疑うのは前房内細胞浸潤を認めたときだと思う。しかし、前房内に炎症を認めない場合でも前部硝子体内に細胞浸潤を認めればぶどう膜炎を疑う必要がある。これらの細胞浸潤の有無と後眼部に網脈絡膜病変を認めるかどうかでぶどう膜炎の炎症分布をまず考える。

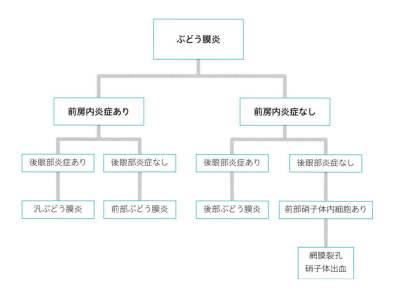

　前房内にのみ炎症細胞浸潤を認めるものを前部ぶどう膜炎、前房内炎症細胞浸潤を伴わずに後眼部に炎症性の網脈絡膜病変を認めるものを後部ぶどう膜炎、両者を合併するものを汎ぶどう膜炎と呼ぶ。

　上記以外にも中間部ぶどう膜炎も存在するが、ここでは初学者が理解しやすいよう省略する。

　また前房内細胞浸潤も、後眼部の炎症性網脈絡膜病変も伴わないが前部硝子体内の細胞浸潤のみを認める場合がある。この場合はぶどう膜炎よりも網膜裂孔に伴うタバコダストや硝子体出血の関与を疑う。

　ぶどう膜炎の炎症分布の他には両眼性か片眼性か、肉芽腫性か非肉芽腫性かが重要な所見である。これらの特徴から代表的な疾患についての鑑別フローチャートを図に示す。

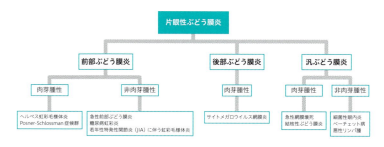

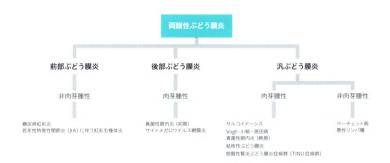

両眼性か片眼性か

　すべてに当てはまるわけではないが、両眼性の場合は自己免疫性疾患が多く片眼性の場合は感染性疾患が多い傾向にある。両眼性も片眼性にもどちらも起こし得る疾患については両者に記載した。また、両眼性を呈するぶどう膜炎であっても初診時にはまだ片眼にしか炎症所見を認めない場合があったり、軽微な炎症所見を見のがしている場合もあるので注意が必要である。

肉芽腫性か非肉芽腫性か

　肉芽腫性ぶどう膜炎ではマクロファージやリンパ球が炎症の主体で、細胞は集まっていく傾向になる。一方で非肉芽腫性では好中球が主体の炎症で、細胞は集まらずにバラバラになる傾向にある。肉芽腫性ぶどう膜炎としてはサルコイドーシスが代表的で、細胞が集まることによって角膜後面沈着物は比較的大きい豚脂様になり、眼底には雪玉状の混濁を呈する。非肉芽腫性ぶどう膜炎としてはベーチェット病が代表的で、細胞はバラバラのため前房蓄膿はさらさらとして可動性のある状態となる。

　これらの疾患のように肉芽腫性か非肉芽腫性か鑑別しやすい疾患ばかりではない。例えば梅毒性ぶどう膜炎では肉芽腫性のような所見となることも非肉芽腫性のような所見となることもある。細菌性眼内炎では非肉芽腫性の特徴であるフィブリン析出や前房蓄膿に加えて肉芽腫性の特徴である豚脂様角膜後面沈着物も認める。このようにいずれの所見も呈する疾患や、両者の特徴を有する疾患も存在するので肉芽腫性か非肉芽腫性かの分類だけで鑑別しようとすると誤診につながるので注意が必要である。

最後に代表的な疾患の疫学的特徴を表に示す。これらのフローチャートと疫学的特徴をもとに考えるのが初学者にとって診断に近づきやすいと思われる。あとは疾患特異的な所見や臨床経過などの知識や経験を増やしていくことで着実に診断できる可能性が上昇する。

	年齢	性別	その他の特徴
サルコイドーシス	20 〜 30 代、50〜 60 代	女性に多い	
Vogt–小柳–原田病	特になし	やや女性に多い	
ベーチェット病	20 〜 40 代	眼症は男性に多い	
急性前部ぶどう膜炎	若年者	男性に多い	
糖尿病虹彩炎	特になし	性差なし	著しい血糖高値
ヘルペス虹彩毛様体炎	高齢者	性差なし	
Posner–Schlossman 症候群	20 〜 50 代	やや男性に多い	
急性網膜壊死	HSV は 20 〜 50 代、VZV は 40 〜 60 代	男性	
サイトメガロウイルス網膜炎	特になし（AIDS に合併は 20 〜 50 代）	性差なし（AIDS に合併は男性に多い）	免疫抑制
細菌性眼内炎	高齢者	内因性はやや男性に多い	
真菌性眼内炎	高齢者	やや男性に多い	免疫抑制、頸静脈栄養
結核性ぶどう膜炎	特になし	特になし	結核蔓延国（アジアやアフリカ）出身者に多い
梅毒性ぶどう膜炎	20 〜 50 代（特に 20 〜 30 代）	特になし	
悪性リンパ腫	50 〜 70 代	やや女性に多い	
間質性腎炎ぶどう膜炎症候群（TINU 症候群）	10 〜 30 代	女性に多い	
若年性特発性関節炎（JIA）に伴う虹彩毛様体炎	1 〜 12 歳	女性に多い	

経過観察の注意点

　細菌性眼内炎や急性網膜壊死は診断や治療の遅れが不可逆な視機能障害へとつながる疾患である。これらの疾患を見のがしてはいけないのはもちろんのことであるが、別の疾患だと考えた場合であったとしても、筆者は少しでも違和感を覚える場合には1週間を待たず翌日もしくは数日以内の再診としている。

参考文献

1) JOIS (Japanese Ocular Inflammation Society) Uveitis Survey Working Group: Epidemiology of uveitis in Japan: a 2016 retrospective nationwide survey. Jpn J Ophthalmol. 65 (2) :184-190, 2021.

07 網膜裂孔・網膜剝離

はじめに

　網膜剝離は感覚網膜（内境界膜〜視細胞層）と網膜色素上皮が分離して、網膜下に液化硝子体が貯留する疾患である。外側血液網膜関門の破綻によって引き起こされる漿液性網膜剝離などの非裂孔原性網膜剝離と、網膜裂孔に伴う裂孔原性網膜剝離に分類される。ここでは裂孔原性網膜剝離について解説する。

　裂孔原性網膜剝離は人口 1 万人あたり 1 人程度が年間発症する疾患で、発症には 20 歳代と 50 歳代の 2 峰性のピークが存在する。
　眼内では硝子体が網膜や視神経に接着しており、加齢とともに硝子体が収縮していき、眼球内部を硝子体が充満することができなくなると網膜表面と硝子体との接着がはずれる。これを後部硝子体剝離と呼ぶ。後部硝子体剝離は 60 歳頃を中心に起こるが近視眼ではそれより早く、遠視眼では遅めに起こる傾向にある。後部硝子体剝離が起こる際に網膜と硝子体の接着が強いと、網膜へ硝子体による牽引がかかり、網膜裂孔を形成することがある。網膜裂孔から液化硝子体が網膜下に流れ込むことで裂孔原性網膜剝離へと至る。これが中・高齢者の典型的な網膜剝離の発症機序である。一方で 20 歳代の網膜剝離は、網膜格子状変性と呼ばれる網膜の薄くなった箇所に萎縮性円孔が形成されて、そこから液化硝子体が入ることで発症する。

症　状

　症状は飛蚊症、光視症、視野欠損、視力低下などがある。飛蚊症は加齢とともに生じる生理的飛蚊症も存在するが、急激に増加するような場合や光視症を伴う場合には裂孔原性網膜剝離の可能性が高まる。網膜に裂孔が形成されたり、硝子体によって網膜が牽引されたりすると、網膜が物理的な刺激を光刺激と誤認することで光視症を生じる。
　若年者の萎縮性円孔に伴う網膜剝離では飛蚊症や光視症を伴わずに、網膜剝離の進展に伴い「暗いカーテンが降りてきた」などといった症状を呈す

る。
　網膜剥離が進行すると視野障害も進行し、黄斑部剥離が起こった際に急激な視力低下を自覚する。自覚症状を詳細に聴取することで黄斑部剥離の発生時期を推定可能である。

検　査

　検査としては散瞳下での眼底検査が最も重要で、原因裂孔や網膜剥離の範囲を直接観察する。原因裂孔が周辺部にあったり、眼底の視認性が悪いために原因裂孔が発見できない際には網膜剥離の形状からの推定が有用である（図）。

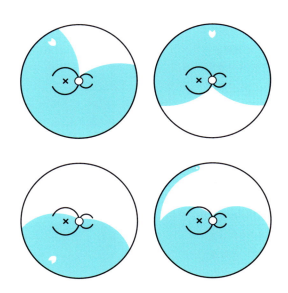

　原因裂孔から網膜下へと侵入した下液は重力に従って下方へと流れ、それに従い網膜剥離も広がるため図のような形状となる。
　また、網膜剥離の範囲が肉眼的に同定困難な場合には眼底自発蛍光も有用である。

『Memo』
　裂孔が発生した際に眼内に色素が散布され、散瞳した状態で細隙灯顕微鏡にて前部硝子体を観察すると色素を観察することができる。これをタバコダストと呼ぶ。

無症候性の網膜裂孔でもタバコダストを認めることがあるので、散瞳した患者の診察の際には必ず前部硝子体も観察する癖をつけることで網膜裂孔の見落としを減らすことが可能である。筆者も糖尿病網膜症のルーチンフォローの際に前部硝子体のタバコダストから網膜裂孔を発見できた経験がある。

治　療

　網膜裂孔のみで網膜剥離を伴わない場合には裂孔周囲に網膜光凝固を行う。わずかに網膜剥離を伴っていたとしても裂孔周囲1乳頭径以内程度であれば光凝固を考慮してもよい。それを超えるようであれば手術治療を行う。

　手術には強膜側からのアプローチと眼内からのアプローチの2種類が存在する。前者は冷凍凝固もしくはジアテルミーで網膜を凝固し、シリコン性のバックリンクを縫着する方法で網膜復位術と呼ばれる。後者は硝子体手術を行い網膜への硝子体牽引を除去し、気体で網膜を伸展復位させる術式である。

　近年は硝子体手術が機器の発達や技術向上により低侵襲となってきており、適応が拡大しているものの、網膜復位術では眼内炎リスクがないというメリットも存在する。

　一般的に若年者の萎縮性円孔に伴う網膜剥離では後部硝子体剥離も起こっていないことが多いため網膜復位術を選択し、中高年者の後部硝子体剥離に伴う網膜剥離に対しては硝子体手術が選択される。

08　網膜静脈閉塞症

はじめに

　網膜静脈閉塞症は名前の通り網膜の静脈が閉塞する疾患で、網膜静脈分枝閉塞症（Branch retinal vein occlusion：BRVO）と網膜中心静脈閉塞症（Central retinal vein occlusion：CRVO）に分類される。いずれの疾患も高血圧などの基礎疾患を有することが多いが、BRVOとCRVOには相違点もあるためここで解説する。

網膜静脈分枝閉塞症（BRVO）について

　BRVOは糖尿病網膜症に次いで多い網膜血管病変である。BRVOでは網膜の動静脈交叉部で動脈硬化により静脈が圧迫されることが主な機序と考えられている。

　眼底所見は静脈の拡張蛇行や火炎状出血を認めるが、閉塞部位である動静脈交差部より末梢のみに所見を認めるのが特徴である。

網膜中心静脈閉塞症（CRVO）について

　CRVOは視神経内の網膜中心静脈が血栓によって閉塞することで静脈圧が上昇し、静脈の拡張蛇行や出血を生じる疾患である。典型例では火炎状網膜出血や軟性白斑を伴い、硝子体出血を伴うこともある。

　CRVOには様々な分類が存在しており、最も重要なのは虚血型か非虚血型かである。これはFAGによる分類で、無灌流域（NPA）を伴う場合を虚血型と呼び、NPAが広範囲に渡ると血管新生緑内障へと至るリスクが高くなる。CVOS（Central vein occlusion study）[1]では10乳頭面積以上のNPAを認める場合を虚血型と定義している。

　その他の分類としては全周性と半側性、若年性と中・高年性などが存在し

ている。通常 CRVO は全周性に発症するが、網膜中心静脈が 2 本存在する症例も存在しており、その 1 本が詰まった場合には上下いずれか半側のみの hemi CRVO となる。疫学的には中・高齢の高血圧などの基礎疾患を有する患者が多い一方で、50 歳未満で高血圧などの基礎疾患をもたない症例も存在しており、視神経乳頭炎や乳頭血管炎などの炎症性疾患が関与している可能性があると考えられる。

また、軽症例は切迫型 CRVO と呼ばれ、網膜静脈の軽度拡張蛇行やしみ状出血、軽度の火炎状出血を伴うのみで黄斑浮腫や NPA は伴わない。

検 査

網膜静脈閉塞症は黄斑浮腫や NPA の有無が治療方針に直結するため、OCT や FAG を行う。

CRVO では治療方針決定のために、虚血型か非虚血型かを判断する必要がある。一方で、BRVO では 5 乳頭径を超える NPA があったとしても網膜新生血管が発症するまでは光凝固をせずに経過を見てよいとされている[2]。近年は OCTA の発達により広角でも撮影可能となっており、NPA を同定できるため FAG の代替検査となり得る。

症例によっては黄斑近傍の微小な血管にだけ BRVO を起こすことがあり、黄斑部毛細血管拡張症などの鑑別が必要となることがある。その際は FAG の結果をよく観察して、蛍光漏出がある範囲を確認して閉塞部位があるようなら BRVO を疑い。動静脈交差部とは関係ない漏出であれば黄斑部毛細血管拡張症や Coats 病などが鑑別となる。

網膜静脈閉塞性では黄斑浮腫の有無が視力予後に直結するため OCT も重要な検査である。黄斑浮腫の有無や範囲だけでなく ellipsoid zone の連続性についても観察し、治療後は foveal bulge の有無についても評価すべきである。

治　療

網膜静脈分枝閉塞症

　黄斑浮腫がある症例に対して抗 VEGF 薬の硝子体内投与を行う。基本的には初回 1 回投与した後に、再発時に適宜投与する 1+PRN が選択されることが多い。

　前述の通り広範囲の NPA があったとしても網膜新生血管がなければ必ずしも PC は必要でない点にも注意が必要である。

網膜中心静脈閉塞症

・非虚血型

　黄斑浮腫があれば抗 VEGF 薬の硝子体内投与を行う。初回は 1 ヵ月毎に 3 ヵ月連続（薬剤によっては 4 ヵ月）投与した後に、再発時に適宜投与する 3+PRN や、1+PRN を行う。黄斑浮腫の管理だけでなく、虚血型への移行にも注意が必要である。また、切迫型も同様の治療を行うが、黄斑浮腫を伴わない場合には慎重に経過観察を行う。

・虚血型

　非虚血型と同様に黄斑浮腫に対して抗 VEGF 薬の硝子体内投与を 3+PRN もしくは 1+PRN で行う。また、NPA に対しては網膜光凝固を行う。血管新生緑内障の発症に注意して経過観察を行う。

・乳頭炎型

　50 歳未満で高血圧などの血管リスクのない症例で、視神経乳頭炎や乳頭血管炎を伴う場合には全身検索を行った後にステロイド治療も考慮する。プレドニゾロン 0.6 〜 0.7mg/kg/ 日程度の内服から開始し、数ヶ月かけて漸減する。内服治療の効果が限定的であったり漸減中に増悪する場合は、トリアムシノロンのテノン嚢下注射や抗 VEGF 薬の硝子体内投与も考慮する。

参考文献

1) The Central Vein Occlusion StudyGroup：Natural History and Clinical Management of Central Retinal Vein Occlusion. Arch Ophthalmol 115：486-491,1997.
2) Anonymous. Argon laser photocoagulation for macular edema in branch vein occlusion. The Branch Vein Occlusion Study Group. Am J Ophthalmol 98（3）：271-82,1984.

09　糖尿病網膜症

はじめに

　糖尿病網膜症とは糖尿病に起因した特徴的眼底所見を呈する病態で、基本的には網膜細小血管障害による種々の変化が生じる。そして毛細血管が障害されると網膜の内側血液網膜関門の破綻が起こる。

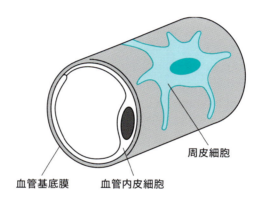

周皮細胞
血管基底膜　　血管内皮細胞

　網膜の毛細血管は窓構造を持たず、内皮細胞が密に結合することで、血中の物質が網膜や硝子体内へ移行することを制御している（図）。この構造を内側血液網膜関門と呼ぶ。具体的には糖尿病で障害された毛細血管では内皮細胞・周皮細胞の異常や基底膜の肥厚が生じる。それにより内側血液網膜関門が破綻して血管透過性が亢進したり、血管閉塞によって虚血が起こったりする。また、網膜に虚血が起こると血管内皮細胞増殖因子（VEGF）が誘導される。これは加齢黄斑変性症などの黄斑部疾患においても重要な役割を果たしており、虚血だけでなく高血糖や炎症性サイトカインなどさまざまな因子の関与によって誘導される。VEGFには網膜血管内皮細胞に作用して血管透過性を亢進するだけでなく、血管新生を促進する効果もある。

　このように高血糖に伴い網膜毛細血管の障害が起こると糖尿病網膜症が発症し、網膜虚血に伴いVEGFの誘導が起こることで血管新生を生じ、網膜症が進行する。

分 類

我が国で用いられる主な分類としては以下の3つが挙げられる。
- 国際重症度分類
- Davis分類
- 新福田分類

現在この3つの分類が混在しているため、各分類ごとにどのように対応しているかを把握しておく必要がある（対応表参照[1]）。国際重症度分類が国際標準となっているものの、我が国ではDavis分類が広く使用されている。Davis分類はシンプルかつ病期と病態がリンクしており、治療に即した分類となっているため初学者にとっても理解しやすい分類となっている。内科との連携に用いる糖尿病連携手帳でもDavis分類での病期記入が求められる。一方でDavis分類では治療介入後でも病期は変わらず、活動性の評価を行うことができないという欠点がある。活動性の評価のためには日本独自の分類である新福田分類が有用である。

ここではDavis分類に沿って各病期を解説する。

単純糖尿病網膜症

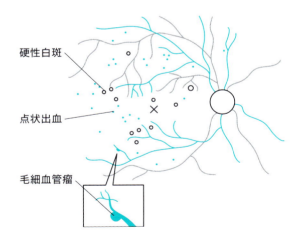

単純糖尿病網膜症では毛細血管の異常に伴い血管内皮細胞の増殖が起こり、毛細血管瘤（MA）を形成する。また、血管内皮細胞・周皮細胞の異常や基底膜の肥厚に伴い内側血液網膜関門の破綻が起こることによって、点状出血や、血漿内のタンパク質の沈着による硬性白斑を認める。

糖尿病網膜症重症度分類の対応の目安

国際重症度分類	Davis 分類	新福田分類
網膜症なし 異常所見なし	―	―
軽症非増殖網膜症 毛細血管瘤のみ	単純糖尿病網膜症 毛細血管瘤	A1：軽症単純網膜症 毛細血管瘤、点状出血
中等症非増殖網膜症 毛細血管瘤以上の病変が認められる重症 非増殖網膜症よりも軽症のもの	網膜点状・斑状・線状出血 硬性白斑・網膜浮腫 （少数の軟性白斑）	A2：重症単純網膜症 しみ状出血、硬性白斑、少数の軟性白斑
重症非増殖網膜症 ・眼底4象限で20個以上の網膜内出血 ・2象限以上での明瞭な静脈数珠状拡張 ・明確な網膜内細小血管異常 上記のいずれかを認める 増殖網膜症の所見を認めない	増殖前糖尿病網膜症 軟性白斑（綿花様白斑） 静脈異常 網膜内小血管異常 （網膜無灌流領域：蛍光眼底造影）	B1：増殖前網膜症 軟性白斑、網膜浮腫、線状・火焔状出血 静脈拡張 網膜内細小血管異常 （網膜無血管野：蛍光眼底造影）
増殖網膜症 新生血管または硝子体出血・網膜 前出血のいずれかを認めるもの	増殖糖尿病網膜症 新生血管（網膜・乳頭上） 網膜前出血、硝子体出血 線維血管膜 牽引性網膜剥離	A3：軽症増殖停止網膜症 陳旧性の新生血管 A4：重症増殖停止網膜症 陳旧性の硝子体出血 A5：重症増殖停止網膜症 陳旧性の（線維血管性）増殖組織 B2：早期増殖網膜症 乳頭に直接連絡しない新生血管 B3：中期増殖網膜症 乳頭に直接連絡する新生血管 B4：末期増殖網膜症 硝子体出血・網膜前出血 B5：末期増殖網膜症 硝子体への（線維血管性）増殖組織を伴うもの

新福田分類においては治療により6ヵ月間以上鎮静化している場合には、増殖停止網膜症とする。

増殖前糖尿病網膜症

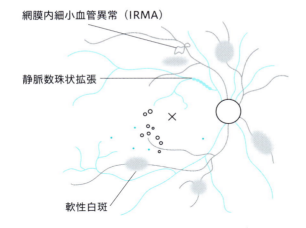

　増殖前糖尿病網膜症では毛細血管異常が進行し、虚血が起こっている状態である。軟性白斑は網膜神経節細胞が虚血により浮腫を起こしている所見で、網膜内細小血管異常（IRMA）は虚血により側副血行路が形成されている所見である。静脈の血管壁障害による数珠状拡張も認め、FAGでは虚血による無血管野を認める。

増殖糖尿病網膜症

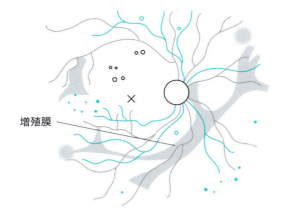

　増殖糖尿病網膜症では虚血によりVEGFが誘導され、血管新生が起こっている状態である。新生血管は硝子体を足場に発展し、漏出成分をもとに増殖膜を形成する。増殖膜は硝子体の収縮とともに網膜を牽引し、牽引性網膜剥離や裂孔原性網膜剥離を引き起こす。また、新生血管はもろく、破綻する

と硝子体出血を引き起こす。

検　査

　散瞳下での眼底検査が糖尿病網膜症診療における基本である。前述のような SDR ～ PDR の網膜所見を念頭に検査を行う。通常の眼底検査だけでは NPA や新生血管の出現を見のがしてしまうことがあるので網膜症進行を疑う際には FAG を行う。具体的には筆者は国際重症度分類の重症非増殖網膜症に該当する 4-2-1 ルールのいずれかの所見を認めた場合に FAG を検討するようにしている。

【4-2-1 ルール】
　・4 象限の眼底で 20 個以上の網膜内出血を認める。
　・2 象限以上で明瞭な数珠状静脈拡張を認める。
　・1 象限以上で明確な IRMA を認める。

　また、糖尿病網膜症ではすべての病期において糖尿病黄斑浮腫が起こり得るため、矯正視力の低下や変視症状を認めた際には OCT を行う。その他にも血糖値の急激な変化による屈折値の異常や虹彩炎、眼球運動に関与する神経の虚血による麻痺、新生血管緑内障などさまざまな合併症を生じ得るので視力・眼圧や細隙灯顕微鏡検査など一般的な眼科検査を定期的に行っていく必要がある。

経過観察の注意点

　患者の糖尿病網膜症の病期に応じた定期検査の目安を下に示す。

非糖尿病網膜症・・・・1 年に 1 度
単純糖尿病網膜症・・・・3 ～ 6 ヵ月に 1 度
増殖前糖尿病網膜症・・・・1 ～ 2 ヵ月に 1 度
増殖糖尿病網膜症・・・・・2 週間～ 1 ヵ月に 1 度

　これらの受診間隔はあくまで目安であり、非糖尿病網膜症でも血糖コントロールが悪い場合には診察間隔を短縮する必要がある。一方で増殖糖尿病網膜症であったとしても汎網膜光凝固が行われており、網膜症が落ちついてい

る場合は診察間隔の延長を検討してもよい。

　急激に血糖コントロールが行われた場合には糖尿病網膜症の進行（early worsening）を認めることがある。Kumamoto study[2)] では治療開始時の状態により網膜症の進行率が異なり、非糖尿病網膜症および単純糖尿病網膜症では進行がほとんどなかったのに対して、増殖前糖尿病網膜症では30%、増殖糖尿病網膜症では40%に進行が認められたと報告されている。以上のことより、眼科受診時に増殖前糖尿病網膜症もしくは増殖糖尿病網膜症を認めた場合には3ヵ月でHbA1c3%以上の速度での是正は避け、NPAの状態に応じて網膜光凝固を行う。

治　療

　糖尿病網膜症に対する最もエビデンスのある治療法は網膜光凝固である。NPAからはVEGFが誘導され、血管新生を誘発するので光凝固を行うことでVEGF誘導を抑制することが可能である。

　FAGで無血管野が3象限以上に存在する増殖前糖尿病網膜症もしくは増殖糖尿病網膜症に対しては汎網膜光凝固が推奨される。また、1乳頭径以上の無血管野に対しては選択的網膜光凝固も考慮する。

　糖尿病網膜症の視力予後には網膜症だけでなく糖尿病黄斑浮腫の管理も重要である。糖尿病黄斑浮腫が遷延すると黄斑浮腫が拡大するだけでなく、硬性白斑が黄斑部に沈着することで視細胞障害を引き起こし、不可逆な視力障害へと至る。そのため、長期にわたり良好な視力を維持するには糖尿病黄斑浮腫に対しての早期治療介入が重要である。

　糖尿病黄斑浮腫に対するゴールドスタンダードは抗VEGF薬であり、初回は1ヵ月毎に3ヵ月連続（薬剤によっては4ヵ月）投与した後に、再発時に適宜投与する3+PRNや、初回投与後は再発時のみ適宜1+PRNを行う。3+PRNのほうが長期的な視力予後は良好といわれているが、患者の治療費自己負担額や治療に対する積極性などを考慮して治療法を選択する。ステロイドの硝子体内注射やテノン嚢下注射も有効であり、治療費負担の面でも抗VEGF薬と比較して使用しやすいものの有水晶体眼の場合は白内障進行による視力低下が生じる点には注意が必要である。

黄斑前膜を伴う黄斑浮腫や、肥厚した後部硝子体膜を伴い黄斑部の牽引の強い糖尿病黄斑浮腫では硝子体手術も有効である。
　上記すべての治療に抵抗性の黄斑浮腫が、血糖コントロールの安定とともに落ちついたり、糖尿病性腎症を併発した患者が透析導入後に黄斑浮腫が改善することもしばしば経験するので全身管理も重要である。

『Memo』

輪状網膜症

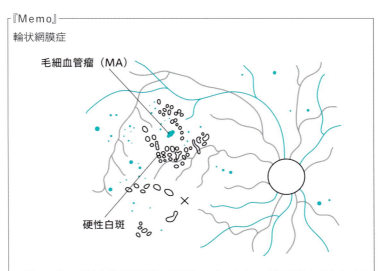

　図のように硬性白斑が円周状に配列し、その中央に毛細血管瘤が存在するものを輪状網膜症と呼ぶ。この毛細血管瘤からの漏出が黄斑浮腫の原因となるので、輪状網膜症を認めた場合には毛細血管瘤を直接凝固する方法が有効である。

参考文献

1) 日本糖尿病眼学会診療ガイドライン委員会：糖尿病網膜症診療ガイドライン（第1版）. 日本眼科学会雑誌 124：955-81, 2020.
2) Ohkubo Y, et al：Intensive insulin therapy prevents the progression of diabetic microvascular complications in Japanese patients with non-insulin-dependent diabetes mellitus：a randomized prospective 6-year study. Diabetes Res Clin Pract 28：103-117, 1995.

10　加齢黄斑変性症

10　加齢黄斑変性症

はじめに

　加齢黄斑変性症（Age related macular disease：AMD）とは、名前の通り、加齢に伴い黄斑部の障害が起こる疾患である。網膜色素上皮が萎縮していき網膜が障害される萎縮型と、脈絡膜新生血管（Choroidal neovascularization：CNV）によって網膜が傷害される滲出型の2種類に分類される。しかし、新生血管が存在するにも関わらず滲出性変化がない状態のAMDも存在しているため、近年は滲出型AMDではなく新生血管型AMDという名称が用いられるようになっている。またCNVに関しても、黄斑部の網膜血管由来の新生血管も存在することから黄斑新生血管（Macular neovascularization：MNV）と呼ぶことが多くなっている。以上より本書でもこれらの用語を使用する。

　日本では萎縮型AMDが少なく明確な治療法もないため、ここでは主に新生血管型AMDについて解説する。

病　態

　加齢黄斑変性症は遺伝的な素因や生活習慣（食事や喫煙など）、高血圧、光刺激などが加齢とともに蓄積されることによって発症する。中でもドルーゼンが発症背景となるものと、パキコロイドが発症背景となるものに大別可能である。

【ドルーゼン】

　ドルーゼンは眼底に見られる黄白色の小円形隆起病巣であり、網膜色素上皮の異常や機能低下によって網膜色素上皮下に脂質を中心とした老廃物によって構成される。

　代表的なドルーゼンには硬性ドルーゼンと軟性ドルーゼンがあり、サイズによって分類される。長径が63μm以下のものが硬性、63μm以上のものが軟性ドルーゼンであり、特に125μmを超えるものをlarge drusenと呼びAMD発症の大きなリスクとなるといわれている。視神経乳頭に入る直

205

前の中心静脈の直径が 120 μm 程度であり、メルクマールとするとよい。中心静脈の直径を超えれば large、半分以上か以下で硬性か軟性かを見きわめる。軟性ドルーゼンや large drusen は典型 AMD や RAP、萎縮型 AMD と関連するといわれており、欧米人の主要な AMD 発症背景である。

ドルーゼンは基本的に網膜色素上皮下に沈着するが、特殊型として網膜色素上に沈着する reticular pseudodrusen も存在する。これは RAP や萎縮型 AMD 発症のリスク因子である。

【パキコロイド】

パキコロイドとは肥厚した脈絡膜を指すことが多いが、厳密には脈絡毛細血管板の萎縮があり、脈絡膜中大血管の拡張（pachy vessel）が存在することが重要である。欧米ではドルーゼンが AMD の主要な発症背景であるのに対してパキコロイドはアジア人の AMD で認められることが多く、後述のポリープ状脈絡膜血管症（PCV）や、中心性漿液性網脈絡膜症（CSC）とも関連している。近年はパキコロイドを背景とした新生血管型 AMD の存在が注目されており、パキコロイド新生血管症（Pachychoroid neovasculopathy：PNV）と呼ばれる。我が国で典型 AMD と診断されていた症例の多くがこの PNV であった可能性がある。また、パキコロイドを背景とした萎縮型 AMD も存在する。

新生血管型 AMD の分類

新生血管型 AMD は従来から以下の 3 種類に分類されていた。

・典型加齢黄斑変性症（AMD）
・ポリープ状脈絡膜血管症（Polypoidal choroidal vasculopathy：PCV）
・網膜血管腫状増殖（Retinal angiomatous proliferation：RAP）

典型 AMD は新生血管型 AMD のうちから PCV と RAP を除いたものを指す。近年は MNV が網膜色素上皮下にとどまるか、網膜色素上皮を超えて進展しているかによって type1, type2MNV と分類するようになっており、RAP は type3MNV に分類されるのに対して PCV は type1MNV の中に含まれるようになった。

・Type1 MNV：典型 AMD で CNV が網膜色素上皮下にとどまるもの
（ポリープ状病巣を伴うものは特に PCV と呼ぶ）
・Type2 MNV：典型 AMD で CNV が網膜色素上皮を超えるもの
・Mixed Type1 and Type2 MNV：Type1, 2 の MNV が混合したもの
・Type3 MNV：網膜血管腫状増殖（RAP）

　ドルーゼンを背景とする新生血管型 AMD では type1 ～ 3 まですべての MNV を生じ得るのに対して、パキコロイドを背景とする新生血管型 AMD は主に type1 MNV の形態をとる。

【AMD の眼底造影検査（FAG）所見による分類】
　上記の type1, 2 MNV は新生血管の進展度合いによる病理学的分類であるが、それとは別に FAG 所見による分類も存在する。

① classic CNV
　FA 早期で明確な輪郭をもつ過蛍光巣を示し、後期では神経網膜下に色素が貯留して新生血管の辺縁が不明瞭になる病巣が特徴である。蛍光漏出点がはっきりと特定できるような所見があれば classic CNV と考える。

② occult CNV
　造影早期には不鮮明で徐々に過蛍光所見を呈する病巣が特徴である。明確な蛍光漏出点を特定できず、全体的に淡く過蛍光が広がるような所見があれば occult CNV と考える。

　AMD にはこのように複数の分類が存在するために初学者にとっては理解しがたい部分があると思うが、まずは type1 ～ 3 の分類についてと PCV や PNV などのパキコロイド関連疾患を理解するのがおすすめである。classic CNV や occult CNV は FAG の漏出所見による分類であり、occult＝type1 MNV、classic＝type2 MNV と完全に一致するわけではないものの、多くの場合では type1 が occult の所見を示し、type2 が classic の所見を示す。

検　査

新生血管型 AMD に伴う所見の検出方法

	1型MNV	2型MNV	3型MNV	ポリープ状病巣	パキコロイド疾患に伴う所見
眼底	比較的平坦な RPE の 隆 起として観察できることがある フィブリンの析出が灰白色隆起物として観察できることがある	白色〜黄白色の斑状の隆起病巣として観察できることが多い フィブリンの析出が灰白色隆起物として観察できることがある	網膜内の毛細血管腫瘤様新生血管および、網膜細動静脈や脈絡膜血管との吻合が観察できることがある 網膜内出血、多発軟性ドルーゼン、網膜下ドルーゼン様沈着物を伴うことが多い	橙赤色隆起病巣として観察できることがある 周囲にフィブリンの析出が灰白色隆起物として観察できることがある	眼底紋理が減弱するため、脈絡膜の血管走行が観察しにくい パキドルーゼンを伴うことが多い
OCT	RPE の 比 較的平坦な隆起（double layer sign）として観察できる	RPE 層を越えて網膜下〜網膜内に侵入した構造物として観察できる	網膜外層の構造物として観察できることがある Bump sign が観察できることがある	RPE の急峻な隆起所見として観察できる	Haller 層の脈絡膜大血管が拡張 脈絡毛細血管板と Sattler 層が菲薄化
OCT	内部反射は中〜高輝度。				
OCTA	RPE から脈絡毛細血管板までの en face 像で新生血管が観察できる	網膜外層の en face 像で新生血管が観察できる	en face 像では検出しにくい	en face 像では検出しにくい	―
OCTA	B スキャン像で血流シグナルが観察できる				
FA	早期には不鮮明な過蛍光、後期に緩慢な蛍光漏出を来す	早期から境界明瞭で均一な過蛍光、後期には旺盛な蛍光漏出を来す	早期には吻合した網膜血管が観察できることがある 後期には旺盛な蛍光漏出・貯留を来す	早期には円形の境界明瞭な過蛍光所見として観察できることがある 後期には蛍光漏出を来すことが多い	―
ICGA	早期から網目状の過蛍光、後期には斑状・面状の過蛍光領域や蛍光漏出が観察できる	早期から網目状の過蛍光、後期には斑状・面状の過蛍光領域や蛍光漏出が観察できる	早期には吻合した網膜血管が観察できることがある 後期には hot spot が観察できることが多い	1型MNV の周辺に新生血管が瘤状に拡張した円形の境界明瞭な病変として観察できる	脈絡膜大血管の拡張が観察できる 中期には脈絡膜血管透過性亢進が観察できることが多い

RPE：retinal pigment epithelium（網膜色素上皮）、OCT：optical coherence tomography（光干渉断層計）、OCTA：OCT angiography（光干渉断層血管撮影、FA：fluorescein angiography（フルオレセイン蛍光眼底造影）、ICGA：indocyanine green angiopraphy（インドシアニングリーン蛍光眼底造影）。

　AMD 診療においては眼底検査、OCT がゴールドスタンダードである。新生血管の描出には網膜病変においては FA、脈絡膜病変においては ICGA が有用である。疾患活動性評価にはこれまで FA による MNV からの蛍光漏出の程度を参考としていたが、近年は OCT や OCTA の発達によりこれらの検査で非侵襲的に評価することが増えている。AMD のタイプごとの各種検査

での特徴を表に示す（加齢黄斑変性症ガイドライン[1]より転載）。

治　療

　新生血管型加齢黄斑変性症に対する第一選択は抗VEGF薬の硝子体内投与である。初回は導入期治療として1ヵ月ごとに3ヵ月連続（薬剤によっては4ヵ月）投与する。導入期治療が終われば、次は再発予防のために維持期治療を行う。維持期の投与方法としては1ヵ月ごとに診察を行い、疾患活動性が見られれば再投与を行うPRNと、2週もしくは4週ごとに投与間隔を調整しながら硝子体内投与を続けるtreat-and-extend（TAE）が存在する。TAEでの維持療法では導入期治療後は注射後6週で再燃がなければ追加投与を行いさらに2週間延長する。注射後8週で再燃がなければまた追加投与を行いさらに2週間延長する。もし注射後10週で疾患活動性が見られれば次の注射は2週間短縮して8週で行う。このような形で投与間隔を延長短縮しながら抗VEGF薬の硝子体内投与を継続する方法がTAEである。2年間の維持期においてPRNとTAEを比較したところTAEのほうが注射回数は多くなるものの、視力予後が良好であったという結果となった[2]。以上の結果より、より良好な視力予後を目指して積極的治療を行う場合はTAEを行い、最低限の治療を行う場合はPRNを行うというのが1つの方法である。しかし、TAEをいつまで継続するかについては一定の見解はなく、患者背景や視力、黄斑部の状態に応じて考慮する必要がある。

　また、現在は多種多様な抗VEGF薬が存在するため、治療抵抗例や注射後の再燃期間が短い症例などにおいて他の薬剤への切り替えも考慮する。

　また、光線力学的療法（PDT）も新生血管型AMD治療において抗VEGF薬治療と併用して行うことが治療選択肢として考えられる。特にパキコロイドが疾患背景にあるPCVやPNVなどで考慮する。一方で脈絡膜の薄い、もしくは黄斑萎縮がある症例や3型MNVに対するPDTは推奨されない。

　その他の治療としては2型MNVもしくはPCVのMNV病変をレーザーで直接光凝固する方法もある。滲出性変化を抑制する効果があるものの、網膜外層やRPEを不可逆に障害するため中心窩近傍のMNVに対しては推奨されない。

参考文献

1）日本網膜硝子体学会新生血管型加齢黄斑変性診療ガイドライン作成ワーキンググループ：
新生血管型加齢黄斑変性の診療ガイドライン。日本眼科学会雑誌 128：680-698、2024.
2）Rosenberg D, et al：Efficacy, safety, and treatment burden of treat-and-extend versus alternative anti-VEGF regimens for nAMD：a systematic review and meta-analysis. Eye（Lond）37：6-16, 2023.

11　中心性漿液性網脈絡膜症

はじめに

　中心性漿液性網脈絡膜症（central serous chorioretinopathy：CSC）は脈絡膜血管の透過性の亢進、RPE の血液網膜関門が二次的に破綻することで漿液性網膜剥離をきたす疾患である。脈絡膜肥厚を伴い、パキコロイド関連疾患に分類される。パキコロイド関連疾患には漿液性網膜剥離を伴わず RPE 異常を認めるのみの pachychoroid pigment epitheliopathy（PPE）や CSC に type1 MNV を伴うパキコロイド新生血管症（pachychoroid neovasculopathy：PNV）が存在する。

　CSC は 30 〜 50 歳代の男性に片眼性に起こることが多く、ストレスが発症の誘因となる。妊娠やステロイドの使用でも血管透過性亢進を引き起こすことで CSC を引き起こす場合がある。ちなみにステロイドは内服や点滴だけでなく塗り薬や吸引も原因となり得るので注意が必要である。

　症状は変視、中心暗点、小視、色覚障害などがある。小視症の機序については変視の項参照（74 ページ）。

検　査

　眼底検査や OCT を行う。OCT では漿液性網膜剥離（SRD）や網膜色素上皮剥離（PED）を認める。通常脈絡膜は肥厚しており、血管腔の拡大が見られることが多い。

　FAG では漏出点から時間とともに拡大する蛍光漏出を認める。漏出点の確認は診断に必須ではないものの治療方針決定のためには必要なため、発症から 3 ヵ月以内に自然軽快しない例や再発例などでは特に考慮すべきである。

経過観察の注意点

無治療でも約7割の症例では3ヶ月以内に寛解が得られるので初発であれば経過観察を行う。誘因と疑われるストレスがある場合は可能な限りその改善を促す。また、ステロイド使用があれば可能であれば減量を試みる。無治療で経過観察する場合は患者が不安に思いドクターショッピングにつながる場合もあるのでこの疾患のタイムコースを適切に伝えて改善しない場合の方針についても説明しておくべきである。

『Memo』

CSCのように見えて、脈絡膜母斑や血管腫などの腫瘍による脈絡膜循環不全が原因のSRDが起こっていたり、パクリタキセルなどの内服薬によるSRDが起こっていることがあるので注意が必要である。これらの疾患では脈絡膜肥厚を伴わないことが多く、FAGでもCSCのような明確な漏出点を認めない特徴がある。

治　療

3ヵ月の経過観察でも寛解が得られない場合は治療介入を行う。原因となっている漏出点が中心窩外に存在する場合は直接光凝固を行う。中心窩近傍に漏出点がある場合はPDTを考慮するが、CSCに対するPDTは保険適用がなく行える施設に限りがある点には注意が必要である。

PART 4

小児の継続外来

01	睫毛内反症	214
02	先天鼻涙管閉塞	216
03	白色瞳孔	218
04	色覚異常	220
05	先天眼振	224

01　睫毛内反症

はじめに

　乳幼児の睫毛が角膜に当たっている症例のほとんどが睫毛内反症である。小児では下眼瞼皮膚が多いことにより、睫毛が角膜側へと押され、角膜へ接触しやすい。これを睫毛内反症と呼ぶ。下眼瞼鼻側に好発し、日本人のようなアジア人は顔貌的に発症しやすい。

所　見

　睫毛の角結膜への接触により、角膜びらんや羞明、流涙、眼脂などの症状を呈する。小児の睫毛は成人と比べて細く柔らかいため、角膜へ接触したとしても自覚症状にとぼしいこともしばしばある。診察時には角膜への睫毛の接触がなかったとしても瞬目に伴い接触する場合や日によって状態が変動することもあるので、フルオレセイン染色を用いて各結膜上皮障害を観察すべきである。

経過観察の注意点

　8歳頃までは自然軽快が期待できる。しかし角膜上皮障害が遷延することで視機能発達や情緒面に悪影響を及ぼしたり、角膜潰瘍や混濁を生じたりすることがあるのでその場合は早期の手術加療を検討すべきである。特に4～5歳頃を過ぎると睫毛の性状も太く固くなってくるため5歳でも自然軽快しない場合には手術を検討しはじめる。また、自然軽快傾向であったとしても体重増加により眼瞼周囲の脂肪が増えると増悪する場合もあるので注意が必要である。

治 療

　角膜上皮障害に対しては角膜保護作用のある点眼を用いながら保存的に加療しつつ、自然軽快を期待する。5歳頃になっても改善しない場合には睫毛の接触具合に応じて手術を検討する。8〜10歳以後には自然軽快が期待できないため手術加療が必要となる。視機能発達に影響する場合、角膜潰瘍や混濁を伴う場合には自然軽快を待たずに手術加療を行う。

02　先天鼻涙管閉塞

はじめに

　鼻涙管の下鼻道開口部に先天的に膜性閉塞があるものを先天性鼻涙管閉塞と呼ぶ。新生児の最大 70％ 程度に膜性閉塞が存在している可能性があるが、眼脂や流涙症状を呈するのは 6 ～ 20％ 程度である[1]。その他の原因で小児の涙道閉塞が起こるのはまれなため、小児の涙道閉塞の原因として最も多い。

所　見

　流涙や眼脂が生下時より見られるのが特徴である。小児科からすでに抗菌薬点眼が処方されていることがしばしばあり、点眼中は眼脂が改善するが中止すると再発する。問診では生下時より症状があるかどうかが重要である。検査では涙管通水検査は困難な場合が多いので蛍光色素残留試験を行う。

経過観察の注意点

　自然軽快することが多く、生後 3 ヵ月までに約 70％ が、生後 12 ヵ月までに 90％ 以上で症状が消失すると報告されている[1]。
　自然治癒を期待しつつ、眼脂症状が強い場合には抗菌薬点眼を使用するが漫然と使用し続けると耐性菌発生の原因となるので使用は最小限とする。
　眼瞼炎や涙嚢炎を併発する場合は注意が必要で、これらを合併した場合には抗菌薬での治療を行った後に早期プロービングを検討する。

治　療

　自然治癒が期待できるので生後 6 ヵ月頃まで経過観察を行うのが国際的にコンセンサスの得られている方法である。生後 6 ～ 12 ヵ月までに局所麻酔でプロービングを行うか、1 歳まで自然治癒を期待して経過観察をしつつ、

改善しない場合には全身麻酔でプロービングを行うかについては明確な治療基準はないのが現状である。我が国のガイドライン[2]では片側性の症例では生後6〜9ヵ月頃に局所麻酔下でプロービングを行うことが推奨されているため、生後6ヵ月以降で鼻涙管閉塞が残存する場合にはプロービングや涙道内視鏡などの治療が可能な施設へ紹介を検討する。

眼脂に対しての漫然的な抗菌薬の長期投与は推奨されない。眼脂の程度が軽ければ清潔なガーゼで清拭を行い、抗菌薬の使用は眼脂のひどいときに留める。

経過観察中の涙嚢マッサージについては有効性も報告されているものの、涙嚢破裂を引き起こし、眼窩蜂窩織炎となったような症例も存在するため注意が必要である。涙嚢マッサージは単純に涙嚢を圧迫するだけでは不十分で、行うのであれば正しい方法をきちんと説明した上で行うことが重要である。方法については次図のように涙嚢内容物を下鼻道へ押し込んでいくような要領で圧をかけるように行う。マッサージは5〜10回を1セットとして、1日2〜4セット行う。

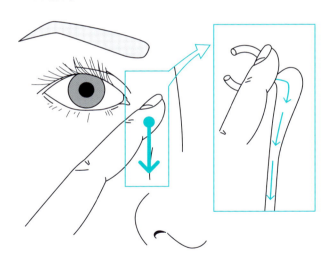

参考文献

1) Young JD, et al：Managing congenital lacrimal obstruction in general practice. BMJ 315：293-296, 1997.
2) 先天鼻涙管閉塞診療ガイドライン作成委員会：先天鼻涙管閉塞診療ガイドライン．日眼会誌 126：991-1021, 2022.

03 白色瞳孔

はじめに

　狭義の白色瞳孔は眼内や網膜病変からの光の反射が瞳孔を通して見える状態を指し、夜間散瞳状態で瞳孔が光って見えることから「猫の眼のよう」と表現されることもある。また瞳孔が光っていなくても白内障などの疾患による水晶体の混濁により瞳孔領が白濁して見えることもある。これは狭義の白色瞳孔には含まないものの、瞳孔が白く見えるという主訴の場合は鑑別に入れて検査を進める必要がある。

検　査

　中間透光帯～眼底疾患の存在が示唆されるので散瞳による眼底検査を行う。乳幼児の眼底検査はタオルで患者を固定した上で、慣れたスタッフに介助してもらいながら行う。啼泣によりミルクを誤嚥する可能性があるので検査前には授乳を待ってもらい、呼吸状態なども慎重に観察しながら検査を行う。

　白色瞳孔の鑑別疾患は後述するが、最も重要かつ見のがしてはいけないのは網膜芽細胞腫である。眼底検査で白色病変を認めた場合には特に注意が必要である。他の疾患との鑑別点としては石灰化を伴うのが特徴的でBモードエコーや頭部CT検査で石灰化についても確認する。

　その他眼底疾患により視機能障害があると感覚性斜視を生じている可能性があるので眼位についても確認する。網膜芽細胞腫の初発症状の7割が白色瞳孔であるが、斜視や結膜充血などを契機に診断される場合もあるので注意して観察する必要がある。

鑑別疾患

網膜芽細胞腫

眼内に発生する悪性腫瘍で孤発例と遺伝性のものが存在する。遺伝性では癌抑制遺伝性のRB1遺伝子変異を認め、常染色体顕性遺伝の形式をとる。片眼発症のことが多いが、両眼発症の場合はほぼまちがいなくRB1遺伝子変異があり、松果体腫瘍も合併する場合がある。腫瘍が眼窩内に限局している間に治療できれば5年生存率は95％以上が期待できるため早期診断早期治療が重要である。

硝子体血管系遺残（persistent fetal vasculature：PFV）

PFVは第一次硝子体の退縮不全が原因で起こる疾患で、硝子体に線維増殖性変化をきたす。9割が片眼発症で非遺伝性である。水晶体後面に血管増殖膜を形成するタイプでは瞳孔領白濁を、後眼部に増殖膜を形成して網膜ひだや鎌状網膜剥離を生じるタイプでは白色瞳孔を認める。また両者の混合するタイプも存在する。

網膜有髄神経線維

正常では網膜神経線維は篩状板部から眼内では無髄である。網膜有髄神経線維は本来無髄の眼内神経線維が髄鞘をもつ先天異常である。検眼鏡的には乳頭から放射状に走る神経線維の走行に沿って羽毛状、白色の病変を認める。症例によって程度は様々であるが、乳頭全周から広範にわたって見られる場合は白色瞳孔を呈する。またそのような広範に病変を認める症例では強度近視を合併することも多く、弱視予防のために屈折矯正も重要である。

網脈絡膜欠損（コロボーマ）

胎生裂閉鎖不全が原因で起こる疾患で網脈絡膜の欠損が見られる。欠損部では強膜が透見できるため病変は白色に見えるため、広範な病変を認める場合は白色瞳孔を呈する。胎生裂は下方が閉じるため、閉鎖不全による病変は眼球下方に見られる。また、網脈絡膜だけでなく視神経や虹彩の欠損も伴うことがある。

Coats病

2歳以降の男児に片眼性に、網膜の血管閉塞や毛細血管障害をきたす疾患である。重症例では新生血管の出現や漿液性網膜剥離、緑内障を引き起こし失明することもある。

| | 04 | 色覚異常 |

はじめに

人間の眼には赤、緑、青の 3 色を感知する錐体細胞が存在する。これらの 3 種類の錐体細胞の反応によって我々は違った色を認識することができており、すべての細胞が反応すれば白く、まったく反応しない場合には黒く見える。

可視光の色は波長によって決まっており、赤は 558 nm、緑は 531 nm、青は 419 nm となる。赤より波長が長いものを赤外線、青より短いものを紫外線と呼ぶ。

そしてそれぞれの色の波長に反応しやすい錐体が存在しており、以下のように名前がついている。

- L 錐体（long）：赤色光に反応する
- M 錐体（middle）：緑色光に反応する
- S 錐体（short）：青色光に反応する

色覚異常とは上記の錐体細胞の障害が起こることによって発生し、どの錐体に異常があるかによって症状が異なっている。

- L 錐体に異常がある＝ 1 型
- M 錐体に異常がある＝ 2 型
- S 錐体に異常がある＝ 3 型

色覚異常の分類

1型色覚異常	2型色覚異常	3型色覚異常
赤（波長 558 nm）	緑（波長 531 nm）	青（波長 419 nm）
L 錐体（long）	M 錐体（middle）	S 錐体（short）

表の通り、どの錐体細胞が障害されるかにより色覚異常が分類できる。さ

らに 1 つの錐体細胞に機能異常があるだけのものを異常 3 色覚、1 つの錐体細胞が完全に欠損しているものを 2 色覚と呼ぶ。例えば L 錐体に異常があれば 1 型 3 色覚で、L 錐体が欠損していれば 1 型 2 色覚となる。一般的に 3 色覚と 2 色覚を比較した場合には 2 色覚のほうが重症度が高いことが多いものの症状には個人差がある。

2 つの錐体細胞が欠損した場合には 1 色覚と呼ぶ。錐体細胞は 2 種類以上の細胞によって得られた波長の吸収具合の差を認識することで色を知覚しているので錐体細胞が 1 種類しかなければ比較ができないため色を知覚できず、錐体細胞を持たない桿体 1 色覚と同様にモノクロの見え方となる。

1 型と 2 型色覚異常はともに X 染色体潜性遺伝で、先天赤緑色覚異常と呼ばれる。遺伝形式の特性上圧倒的に男性に多く、有病率は男性 5％、女性 0.2％ で、保因者の頻度は 10％ 程度である。

3 型色覚異常は後天性のことが多く、後天色覚異常の原因としては加齢や網膜障害（CSC など）などさまざまである。

経過観察の注意点

色覚異常があると 1 型だと赤が見えない、赤色が○○色に見えるなどさまざまなイメージをご家族が持たれているが、一般的な赤緑色覚異常でも、赤は赤に、緑は緑に見える。

実際の見え方としては、色の境界が正常と比べて曖昧になったり全体的に暗く見えたりといった症状を呈する。また、じっくり見れば色の違いを見分けることができたとしても、反射的に瞬時に色を判断する必要がある場合に見まちがえることがある。

見えにくい色の組み合わせの例
赤と緑（黒板に赤のチョークで書いた字が読みにくい）
赤と黒（黒と赤のボールペンの違いがわかりにくい）
青と紫（ぷよぷよやスプラトゥーンの青と紫がわかりにくい）
ピンクとグレー
水色とピンク

見分けにくい色の組み合わせを把握しておくことで、学校では赤のチョークを避けてもらう、ノートを取るときは赤のペンを使わずに強調には青を使うなどの対応を取ることで日常生活に不便を感じることを最小限にすること

ができる。近年はゲームでも色覚異常に配慮して色の組み合わせを変更できる機能があるものも増えている。

　色覚異常があると制限が生じる職業が存在する。具体的にはパイロットや船舶関係、鉄道運転士、自衛官などで、これらの職業は就職の際に明確な検査が存在する。また、検査はないものの料理人は色で鮮度を見わけようとする際に不利になったり、色が重要な職業（塗装業や芸術家、カメラマン、デザイナーなど）は困難を生じやすい可能性がある、一方で色覚異常があってもそれ以外の能力で補い活躍している人もいるので一概に無理ではないことをきちんと説明する。特に芸術家では、色覚異常患者にしか見えない世界を表現できる可能性がある。色覚異常は病気ではなく個性の一つであり、苦手な部分を把握した上で付き合っていけば問題ないことをご家族へ説明する。

『Memo』

　余談だが筆者自身も1型2色覚であり、なんとかパネルD-15はpassできる程度の重症度である。上記の通り黒板に書いた赤チョークや、ボールペンの黒と赤などは見分けにくい症状を自覚するものの日常生活で困ることはほぼない。眼科医としてはグラム染色の陽性と陰性が見分けにくいことがあったり、網膜前膜手術の際にインドシアニングリーンで染色した場合に見にくい程度である。グラム染色に関しては経験である程度カバー可能で、網膜前膜もブリリアントブルーGで染色すれば問題なく見分けることが可能である。

検　査

色覚異常の検査には以下の3種類の検査がある。

スクリーニング：仮性同色表（石原色覚検査表、標準色覚検査表、東京医科大学式色覚検査表など）
重症度判定：パネルD-15
確定診断：アノマロスコープ

　検査の流れとしてはまずスクリーニング検査を行う。仮性同色表では基本的に先天赤緑色覚異常を検出する検査で3型色覚異常の検出には標準色覚検査表2型などの特殊な検査を用いる必要がある。また、仮性同色表では色覚異常の有無を推定することが可能であるが、重症度や型の判別はできない。
　次にパネルD-15で重症度判定を行う。パネルD-15をpassできたとし

ても正常色覚というわけではなく、pass できれば軽症〜中等症の色覚異常で fail した場合には重症色覚異常の判定となる。正常色覚の 10 分の 1 以上の色覚弁別能があれば pass できる。1 型 3 色覚より 1 型 2 色覚のほうが重症である傾向にあり、fail となる確立も高くなる。一方で 1 型 3 色覚でも fail したり、1 型 2 色覚でも pass できる場合もあるので個人差が大きい。

　最後に型診断（1 型 3 色覚か 2 色覚かなど）にはアノマロスコープを行う。通常の外来ではスクリーニングと重症度判定で十分であるが、患者本人や保護者が希望する場合にはアノマロスコープ検査可能な施設を紹介する。

05 先天眼振

はじめに

　先天眼振とは生後早期から見られる眼振の総称であり、狭義の先天眼振、先天周期性交代性眼振、潜伏眼振、眼振阻止症候群、点頭けいれん等が存在する。ここでは主に狭義の先天眼振について解説する。

　生後 3 〜 4 ヵ月頃に発症するため乳児眼振とも呼ばれる。眼振は左右同程度で注視により増悪するが、動揺視やめまいは認めない。視力は 0.1 〜 0.5 程度で乱視を合併することが多い。

　先天眼振はさらに感覚性先天眼振と運動性先天眼振の 2 つに大別される。

感覚性先天眼振
　黄斑低形成など視路に先天的な異常があるために固視ができず、眼振の眼球運動に急速相と緩徐相の区別がつかない振子様眼振となることが多い。原因としては先天黒内障、一色覚、無虹彩、白子症などが挙げられる。

運動性先天眼振
　視路障害を認めないものを指す。

検　査

　発症初期は大きな水平の往復運動が見られ、次第に振り子眼振となり、1 歳頃から律動眼振が見られ始める。律動眼振とは緩徐相と急速相からなり往復の速度が異なるものである。そして 5 歳頃までに静止位が確立されるようになると、その静止位の位置によって異常頭位が見られるようになる。静止位とは眼振が減弱する眼位であり、眼位が静止位から離れた方向を見ようとするほど大きくなる。例えば右方視の方向に静止位がある場合は、左方視をすると眼振が増悪する。眼振増悪を避けるために左方向へ face turn するようになる。また輻輳により振幅が減少するのも特徴である。視運動性眼振

（OKN）を行うと生理的な眼振とは逆向きとなる錯倒現象を認め、特異度の高い所見である。

治　療

屈折異常や乱視を合併しやすいので屈折矯正を行う。静止位の位置によれば静止位が正面にくるようにプリズムでの矯正や斜視手術を行う場合がある。例えば右方視が静止位であれば、左眼の内直筋後転と右眼の外直筋後転を行う。そうすれば眼球は左を向き、正面視をするには右方視をしようとしなければいけないので、静止位を正面にもってくることが可能である。

その他の眼振をきたす疾患

周期性交代眼振

周期性交代眼振は120秒前後の周期で眼振の向きが変わる自発性の水平眼振である。先天眼振だけでなく後天眼振でも見られるが、他の先天眼振と違って動揺視を自覚することが多い。原因としては小脳のプルキンエ細胞から前庭神経核で仲介される中枢性GABA作動性短期記憶メカニズムの脱抑制が報告されている。視力は比較的良好なことが多いが、眼振振幅の減弱や頭位異常の改善のためには水平4直筋大量後転術が有効である。

潜伏眼振

普段は眼振が見られないが視力検査などで片眼を遮閉すると眼振が起こる疾患である。片眼遮蔽にて、開放眼に向かう律動眼振が見られ、遮閉眼を変えると急速相の方向が逆転する。片眼の白内障や角膜潰瘍などで視覚障害を生じると、両眼開放下でも潜伏眼振が誘発され顕性潜伏眼振と呼ばれる。潜伏眼振では乳児内斜視や交代性上斜位（DVD）を合併しやすいためこれらの精査も行う必要がある。

眼振阻止症候群

眼振のある患者が片眼または両眼を内転させて眼振の程度を減弱させ、内斜視となった状態を指す。内転眼が固視眼の場合、顔を回して指標を見るのでface turnをとる。先天内斜視や調節性内斜視との鑑別が必要で、斜視手術を行ったとしても眼振を阻止するために再度内斜視となりやすい。

点頭けいれん

　生後早期から 3 歳頃までに眼振が見られ始め、左右眼で同調性のない眼振を示すのが特徴である。眼振の他に異常頭位と head nodding と呼ばれる頭部のうなずきを三徴とする疾患で、うなずきは眼振を打ち消すためといわれている。点頭けいれんは自然寛解するものの、内斜視や交代性上斜位、弱視を合併することがあり、必要に応じて弱視治療を行う。ときに視神経や視交叉部の視神経膠腫などの中枢神経病変を伴っている場合があるので、他の神経学的異常所見があるような症例では頭部 MRI による精査を行うことが重要である。

診断学に関するおすすめ書籍一覧

「誰も教えてくれなかった診断学」医学書院

著：野口 善令 , 福原 俊一

　診断学を学ぶ上で誰もが読むべき本です。筆者の診断学学習もこの本からはじまり、思考の根幹を築いてくれた本で、まさに筆者の原点にして頂点の一冊です。鑑別診断を挙げる上での基本的な考え方が学べます。

「診断戦略：診断力向上のためのアートとサイエンス」医学書院

著：志水 太郎

　上級医は患者を見た瞬間に診断を導き出しているように見えます。その時頭の中ではどのような思考が行われているのかを明瞭に言語化されている素晴らしい書籍です。少し難しい部分もありますので本書や他の書籍で考え方の土台を作ってから読まれることをおすすめします。

「Dr. 徳田の診断推論講座＜第 2 版＞」日本医事新報社

著：徳田 安春

　他の書籍とオーバーラップする内容が多いですが、読みやすさならこちらが一番です。具体的な症状の話は内科疾患が中心ですが、序盤の考え方が非常に参考になりました。

「眼科×診断学レクチャーノート」日本医事新報社

著：清水 啓史

　総合内科医から眼科へ転科された異色の経歴をお持ちの清水先生の書籍です。筆者が学んできた診断学の内容をより深く学ばれた上で、どのように眼科診療に活かすべきかをわかりやすく解説されています。清水先生の「緑内障を疑うハードルは低くしなさい、治療を開始するハードルは高くしなさい。」というクリニカルパールは筆者の心に強く残っています。

「ファスト＆スロー」早川書房

著：ダニエル・カーネマン　　訳：村井 章子

　こちらは医学の書籍ではありませんが、行動経済学の分野でノーベル経済学賞を取られた著者の本です。診断学で出てきた system1, system2 という考え方を世に広めた一冊です。少し分量が多いですが非常に面白いので是非お読みいただければと思います。

索　引

アルファベット

A
Actinomyces 属　107
Amsler チャート　79
A-V 型斜視　151
AZOOR　33, 67, 77, 78, 90
A 型斜視　157
A 型内斜視　157

B
Bell 現象　96
Bielschowsky 頭部傾斜試験　152, 159
Brown 症候群　94, 147, 148

C
Coats 病　196, 219
Corynebacterium spp.（コリネバクテリウム属）　106
Cutibacterium acnes（アクネ菌）　106

D
Dalrymple 徴候　128
Duane 症候群　94, 147, 148, 158

G
Graefe 徴候　128

H
Haab 線　114
Horner 症候群　34, 97, 100, 101, 103, 132

I
IgG4 関連疾患　94, 97, 99, 127

L
lacrimal drainage pathway disease-associated keratopathy（LDAK）　107
LASIK　82
LASIK（Laser in situ keratomileusis）　36
lid-wiper epitheliopathy　169

M
Marginal reflex distance-1(MRD-1)　103
M-CHARTS®　79
MEWDS　33, 89
micro macular hole　77, 78

MLF
MLF　96
MLF 症候群　23, 94, 158
Möebius 症候群　147, 148
MOG 関連視神経炎　71
Mooren 潰瘍　174

O
OCT　85
one and a half 症候群　94

P
pachychoroid pigment epitheliopathy（PPE）　211
Parinaud 症候群　83, 94, 148
PL 法　140
Posner-Schlossman 症候群　188
PPRF　96
pupil sparing　101

R
RAPD　5, 39, 67, 70, 71, 91
RAPD が陰性の視神経疾患　38
riMLF　96

S
Sagging eye 症候群　94, 97, 128
Sjögren 症候群　169
Skew deviation　159
Staphylococcus aureus（黄色ぶどう球菌）　106
Staphylococcus epidermidis（表皮ぶどう球菌）　106
Stevens-Johnson 症候群　102, 169
Streptococcus spp.（連鎖球菌属）　106
swinging flashlight test　39

V
visual display terminals（VDT）作業　118
Vogt-小柳-原田病　189
V 型外斜視　157
V 型斜視　157

W
Wallenberg 症候群　132

フローチャート　眼科外来 初診・再診マニュアル

かな

あ

アイスパックテスト　　103
アカントアメーバ角膜炎　　174
悪性リンパ腫　　127, 188, 189
圧迫性視神経症　　67
アデノウイルス結膜炎　　45, 56
アデノウイルス迅速検査　　109
アトピー性皮膚炎　　62
アトロピンペナリゼーション　　144
アノマロスコープ　　222
アレルギー性結膜炎　　45, 56, 63,
　108

い

移植片対宿主病（GVHD）　　169
一過性黒内障　　34
一色覚　　224
遺伝性視神経症　　68
遺伝性網膜疾患　　138

う

ウイルス性結膜炎　　45, 109
う歯　　51
うっ血乳頭　　90
うつ病　　84
右傍正中橋毛様体　　96
運動性先天眼振　　224

え

鋭的外傷　　47
鋭的外傷・角膜異物　　47
栄養障害性角膜潰瘍　　177
栄養障害性視神経症　　38, 68, 71
エタンブトール　　71
エタンブトール視神経症　　68, 69, 73
塩酸エドロホニウムテスト（テンシロ
　ン®テスト）　　104
炎症性斜頸　　159

お

黄斑円孔　　51, 75, 76, 77, 79
黄斑牽引症候群　　77
黄斑ジストロフィ　　68, 71, 77, 78
黄斑部異常　　37, 38
黄斑部毛細血管拡張症　　196
黄斑前膜　　75, 77, 79
黄斑や視神経の低形成　　138
オカルト黄斑ジストロフィ　　38, 71,
　78

小口病　　87

か

外眼筋線維症　　157
外傷性角膜障害　　57
外傷性虹彩炎　　51
外傷性散瞳　　133
外傷性視神経症　　67
外側血液網膜関門　　76
外側膝状体　　71
外転神経　　94
外転神経麻痺　　147, 158
開放隅角緑内障　　66, 72, 178
化学外傷　　47
化学外傷・熱傷　　47
角膜異物　　47, 57
角膜上皮剥離　　53
角膜炎　　174
角膜炎・角膜潰瘍　　47, 50
角膜混濁　　136
角膜疾患　　78, 82
角膜上皮障害　　37, 115
角膜浮腫・混濁　　37
角膜不正乱視　　37
角膜フリクテン　　50
角膜炎・角膜潰瘍　　47
下斜筋過動　　148, 149
下垂体腺腫　　69
仮性同色表　　222
家族性滲出性硝子体網膜症（FEVR）
　151
カタル性角膜潰瘍　　50
カタル性角膜浸潤　　174
滑車神経麻痺　　94, 100, 147, 157,
　159
加齢黄斑変性症　　67, 68, 71, 75, 79,
　205
加齢性　　103
眼窩気腫　　127
感覚性斜視　　148, 149, 150
感覚性先天眼振　　224
眼窩出血　　127
眼窩腫瘍　　127
眼窩腫瘍・副鼻腔腫瘍　　130
眼窩静脈瘤　　127, 129
眼窩底骨折　　94, 129, 147, 148
眼窩部 CT 検査　　129

229

眼窩部MRI検査　130
眼窩部腫瘍　128
眼窩蜂窩織炎　114, 126, 130, 165
癌関連網膜症　67, 68, 72
眼球使用困難症　82
間欠性外斜視　150
眼瞼　82
眼瞼炎　44, 55
眼瞼外反・内反　115
眼瞼下垂　121, 136, 157
眼瞼けいれん　57, 59, 82, 121
眼瞼内反症　82
眼瞼皮膚アレルギー　62
間質性腎炎ぶどう膜炎症候群（TINU
　症候群）　189
眼手術後　34
眼白子症　20
眼振阻止症候群　147, 148, 224, 225
眼精疲労　51, 52, 118
感染性角膜炎　7
感染性結膜炎　56
杆体一色覚　84, 139
眼帯使用歴　136
顔面神経麻痺　115, 148
眼類天疱瘡　102, 169

き

偽眼瞼下垂　100
偽眼類天疱瘡　102
偽斜視　151
機能的導涙障害　115
急性前部ぶどう膜炎　16, 52, 188
急性帯状潜在性網膜外層症（acute
　zonal occult outer
　retinopathy：AZOOR）　34
急性帯状潜在性網膜外層症（AZOOR）
　67, 89
急性内斜視　148, 150
急性閉塞隅角緑内障　5, 47, 50
急性網膜壊死　29, 188
9方向眼位検査　152
強膜炎　16, 52
挙筋力検査　103
虚血性視神経症　17, 67
巨大乳頭結膜炎　17, 61
筋性斜頸　159

く

隅角離断　51
屈折異常　93
屈折異常弱視　137
屈折異常・調節障害　34
屈折矯正手術後　82
クラミジア結膜炎　56, 106, 108
クリニカルパール　5

け

蛍光色素残留試験　116
形態覚遮断弱視　136
頸動脈海綿静脈洞瘻　130
頸部胸部動脈瘤　132
頸部膿瘍　132
頸胸部リンパ節腫大　132
結核性ぶどう膜炎　188, 189
血管腫　212
血管新生緑内障　50
結膜異物　45, 46, 56
結膜炎　44, 45, 82, 99, 115
結膜弛緩症　56, 115, 169
嫌悪反応　140
健眼遮蔽　143
腱膜性眼瞼下垂　100, 102

こ

虹彩後癒着　132
恒常性外斜視　150
甲状腺眼症　51, 94, 97, 99, 127,
　130, 157, 158
交代遮閉試験（alternate cover
　test：ACT）　153
交代性上斜位　149, 151
後天性鼻涙管閉塞　114
後頭葉　70
後部眼瞼炎　44
後部硝子体剥離　89, 90
骨性斜頸　159
固定内斜視　94
コロイデレミア　20
コンタクトレンズ関連　47, 49
コンタクトレンズ関連角膜障害　57
コンタクトレンズ装用による眼瞼下垂
　103

さ

細菌性角膜潰瘍　174
細菌性眼内炎　29, 52, 188

細菌性結膜炎　　45, 106
サイトメガロウイルス網膜炎　　188, 189
再発性角膜上皮びらん　　47, 49
左内側縦束　　96
詐盲　　38, 39
サルコイドーシス　　22, 189
三叉神経痛　　51, 52, 84
散瞳薬点眼後　　133

し

視運動性眼振（OKN）　　140, 159, 224
視覚誘発電位（VEP）　　33, 41, 140
視交叉以後の視路病変　　68
視交叉病変　　68
自己免疫性網膜症　　68, 72, 90
視索　　40, 70
視索障害　　33
糸状角膜炎　　169
視神経炎　　17, 42, 51, 67, 68, 71, 73, 82
視神経炎・視神経症　　67, 84
視神経障害　　33, 139
視神経脊髄炎　　69, 71, 73
システム1を鍛えるには　　4
システム2を鍛えるには　　8
視放線　　70
斜位　　120
弱視　　38
若年性特発性関節炎（JIA）に伴う虹彩斜視　　93, 120
斜視弱視　　137, 143
視野障害　　34
遮閉−遮閉除去試験（cover-uncover test：CUT）　　152
周期性交代眼振　　225
重症筋無力症　　94, 97, 100, 101, 103, 147, 148, 157, 158
周辺部潰瘍　　50
周辺部角膜潰瘍　　174
周辺部視野狭窄　　72
羞明（しゅうめい）　　34
春季カタル　　45, 63, 64, 108
瞬目テスト　　123
上方注視負荷試験　　103
漿液性網膜剥離　　9, 75, 76

上瞼皮膚弛緩症　　100
硝子体血管系遺残（persistent fetal vasculature：PFV）　　219
硝子体混濁・出血　　14, 37, 67, 83
上斜筋麻痺　　148, 152, 159
常染色体優性視神経萎縮　　33
小児緑内障　　114
睫毛内反症　　55, 214
睫毛乱生　　115
睫毛乱生、眼瞼内反症　　55
上輪部角結膜炎　　59, 169
初回通過効果　　112
白子症　　224
視路疾患　　84
心因性　　57, 78, 82
心因性視覚障害　　68
心因性視力障害　　38, 39, 72, 138
心因性疼痛　　51, 52
真菌性眼内炎（初期）　　189
真菌性眼内炎（晩期）　　189

す

錐体ジストロフィ　　84
髄膜炎　　84
髄膜腫　　69
頭蓋咽頭腫　　69

せ

生理的瞳孔不同　　132
接触皮膚炎　　61
前眼部虚血　　133, 134
先天眼振　　158, 224
先天黒内障　　224
先天色覚異常　　20
先天周期性交代性眼振　　224
先天性停在性夜盲　　86, 139
先天性鼻涙管閉塞　　114
先天鼻涙管閉塞　　216
先天性網膜分離症　　87, 139
先天白内障　　136, 149
前部眼瞼炎　　44
潜伏眼振　　149, 224, 225
前房出血　　51

そ

相対性求心性瞳孔反応欠損（RAPD）　　33
側方注視麻痺　　158

た

対光－近見反応解離（light-near dissociation） 87
対光反射 40
多局所ERG 71, 78
多発消失性白点症候群（multiple evanescent white dot syndrome：MEWDS） 34
単眼性複視 93

ち

中心暗点 71
中心窩無血管領域（FAZ） 139
中心性漿液性網脈絡膜症 75, 76, 206, 211
中心フリッカー（CFF）検査 33, 40
中枢性羞明 84
中脳背側症候群 148
調節緊張 38
調節性内斜視 148, 149
直観的思考（システム1） 3

て

点眼薬アレルギー 61
電気性眼炎 47, 49
典型 16
点状表層角膜症 58, 171
点頭けいれん 224, 226

と

動眼神経麻痺 83, 94, 100, 101, 103, 133, 148
瞳孔緊張症 83, 133
瞳孔不同 131
同名半盲 70
導涙性流涙 112
糖尿病黄斑浮腫 75, 76
糖尿病虹彩炎 188, 189
糖尿病網膜症 76, 80, 86, 198
頭部外傷、硬膜下血腫 84
特発性眼窩炎症 97, 99, 127
特発性眼窩筋炎 94
ドライアイ 34, 45, 46, 56, 63, 64, 78, 82, 108, 115, 121, 168
ドルーゼン 205
トロサ・ハント症候群 51
鈍的外傷 51

な

内頸動脈海綿静脈洞瘻 45, 46, 126
内頸動脈解離 15, 51
内頸動脈－後交通動脈分岐部動脈瘤 83, 100
内側血液網膜関門 76
内側縦束吻側間質核 96

に

乳児内斜視 148, 149

ね

熱傷 47

の

脳梗塞 90
脳出血 14
脳腫瘍 82, 84, 89, 90, 148
脳動脈奇形 90
囊胞様黄斑浮腫 9, 75, 76

は

バイアス 5
肺尖部肋膜癒着 132
パキコロイド 206
パキコロイド新生血管症（pachychoroid neovasculopathy：PNV） 206, 211
白色瞳孔 218
白内障 35, 37, 83, 93, 121
パクリタキセル 212
麦粒腫・霰粒腫 44, 45, 55, 99, 162
発達緑内障 139
パネルD-15 222
原田病 5

ひ

微小斜視 151
微小斜視弱視 137
非動脈炎性虚血性視神経症 15
非動脈炎性前部虚血性視神経症 12

ふ

複視 34
副鼻腔炎 51
副鼻腔囊胞 129
副鼻腔囊胞・腫瘍 127
不同視弱視 137, 143
ぶどう膜炎 37, 52, 83, 187
ぶどう膜炎・強膜炎 51
分析的思考（システム2） 3

フローチャート　眼科外来 初診・再診マニュアル

分泌性流涙　112, 115

へ

ベーチェット病　188, 189
ヘルペス　174
ヘルペス角膜炎　49
ヘルペス虹彩毛様体炎　188
変視症　34
片頭痛　34, 82, 84, 90

ほ

蜂窩織炎　44, 45, 99
放線菌　107
傍中心暗点　72
ポリープ状脈絡膜血管症（PCV）
　206

ま

マイボーム腺機能不全　44, 115, 169
マイヤーループ　70
慢性涙嚢炎　114

み

未熟児網膜症　151
三田式万能計測器　129
脈絡膜母斑　212

む

無虹彩　224

も

網膜異常　37
網膜・黄斑ジストロフィ　84
網膜眼細胞腫　149
網膜細動脈破裂　14
網膜色素上皮剥離（PED）　9, 75,
　76
網膜色素変性症　35, 66, 68, 72, 84,
　87, 89
網膜ジストロフィ　82
網膜疾患　121
網膜静脈分枝閉塞症（Branch
　retinal vein occlusion：BRVO）
　195
網膜静脈閉塞症　76, 80, 86
網膜静脈閉塞症に伴う黄斑浮腫　75
網膜対応異常　93
網膜中心静脈閉塞症（Central

retinal vein occlusion：CRVO）
　195
網膜電図（ERG）　85
網膜動脈閉塞症　15, 67, 86
網膜剥離　51, 75, 76, 89, 192
網膜芽細胞腫　218, 219
網膜有髄神経線維　219
網膜裂孔　15, 89, 192
網脈絡膜欠損（コロボーマ）　219
毛様体炎　188, 189
モーレン角膜潰瘍　50
森実式ドットカード　140

や

薬剤性　83
薬剤性角膜障害　57
薬剤性視神経症　38, 68, 71
薬剤中毒　84
薬物中毒性結膜炎　56
夜盲　34

ゆ

融像障害　93

り

リファブチン　73
両側性上斜筋麻痺　157
両眼性複視　93
両耳側半盲　69
緑内障　67, 68, 72, 121
淋菌性結膜炎　45, 107
輪状網膜症　204

る

涙液層破壊時間（BUT）　58, 170
涙管通水検査　116
涙小管炎　56, 107, 113
涙小管閉塞　113
涙道閉塞・狭窄　113
涙嚢腫瘍　114

れ

裂孔原性網膜剥離　67, 75, 76, 79
レーベル遺伝性視神経症　33, 38,
　42, 71

ろ

濾胞性結膜炎　65

233

あとがき

　本書を最後までお読みいただき、誠にありがとうございます。

　眼科診療は専門的な知識が求められるので、私も若手医師の頃は何をどう考えればよいのか分からず悩むことが多くありました。特に外来診療を教えてもらえる機会は多くなく、外来現場では戸惑うことだらけでした。そんな中で、「総合内科的な思考法」を身につけ、それを実践していくことで徐々に診療に自信を持てるようになりました。本書は、その経験をもとに、「診断の流れを体系的に整理し、すぐに実践できる形で提供したい」という想いから執筆しました。

　本書の出版にあたり、多くの方々の支えがありました。

　まず、日々の診療を通じて多くの学びを与えてくださる患者さま方に、心より感謝申し上げます。医師としての成長は、患者さまとの関わりを通じて得られるものであり、皆さま一人ひとりが私の先生です。

　また、本書をまとめるにあたり、多くの先生方、金芳堂の皆様、そして家族の支えがありました。特に、私が運営する LINE オープンチャットに参加してくださっている先生方のお陰で、日々の活発なディスカッションを通じて多くの学びを得ることができました。皆さまとの知見の共有がなければ、本書をまとめることはできなかったと思います。さらに、執筆を支えてくれた妻と子どもたちには、日々の理解と応援に心から感謝しています。

　LINE グループは、もともとは私が職場で開催していた勉強会がCOVID-19 の影響で続けられなくなったことをきっかけに始めたものです。最初は 10 名程度の小さなグループでしたが、ありがたいことに口コミで広がり、現在では 2000 名を超える規模になりました。日々、全国の先生方とリアルタイムで疑問を解決し、情報を共有できる場となっており、私自身も多くの刺激を受けています。

　私は初期研修医の頃に尊敬できる指導医と出会い、医学の面白さに気づくことができたおかげでこれまで研鑽を続けてこられました。あの出会いがなければ今頃「ヤブ医者」と呼ばれるようになっていたと思います。私自身がそうであったように、医学教育を通じて、誰かが成長するきっかけになりたいという思いで情報発信を続けてきました。

今後も、医学教育に貢献しつつ、日常診療に役立つ情報を発信していきたいと考えています。本書が、日々の診療で迷ったときの指針となり、読者の皆さまの診療が少しでもスムーズになる手助けとなれば嬉しく思います。そして、本書を通じて「眼科診療の思考法」を身につけた先生方が、また次の世代へと知識を伝えていくきっかけになれば、これ以上の喜びはありません。

　最後になりますが、本書の内容についてご意見やフィードバックがございましたら、ぜひお寄せいただければ幸いです。読者の皆さまの声を励みに、より良い医学教育と診療の実践に努めてまいります。

2025 年 2 月

サークル帝塚山眼科

山口 雄大

フローチャート
眼科外来 初診・再診マニュアル

2025 年 4 月 30 日　　　　第 1 版 第 1 刷 ©

著　　者　　山口雄大　YAMAGUCHI, Yudai
発 行 者　　宇山閑文
発 行 所　　株式会社金芳堂
　　　　　　〒606-8425 京都市左京区鹿ヶ谷西寺ノ前町 34 番地
　　　　　　振替　　01030-1-15605
　　　　　　電話　　075-751-1111（代）
　　　　　　https://www.kinpodo-pub.co.jp/
デ ザ イ ン　　oči yk design
制作・印刷・製本　　日本ハイコム株式会社

落丁・乱丁本は直接小社へお送りください. お取替え致します.

Printed in Japan
ISBN978-4-7653-2052-8

[JCOPY] ＜（社）出版者著作権管理機構 委託出版物＞
本書の無断複写は著作権法上での例外を除き禁じられています. 複写される場合は, そのつど事前に, （社）出版者著作権管理機構（電話 03-5244-5088, FAX 03-5244-5089, e-mail : info@jcopy.or.jp）の許諾を得てください.

●本書のコピー, スキャン, デジタル化等の無断複製は著作権法上での例外を除き禁じられています. 本書を代行業者等の第三者に依頼してスキャンやデジタル化することは, たとえ個人や家庭内の利用でも著作権法違反です.